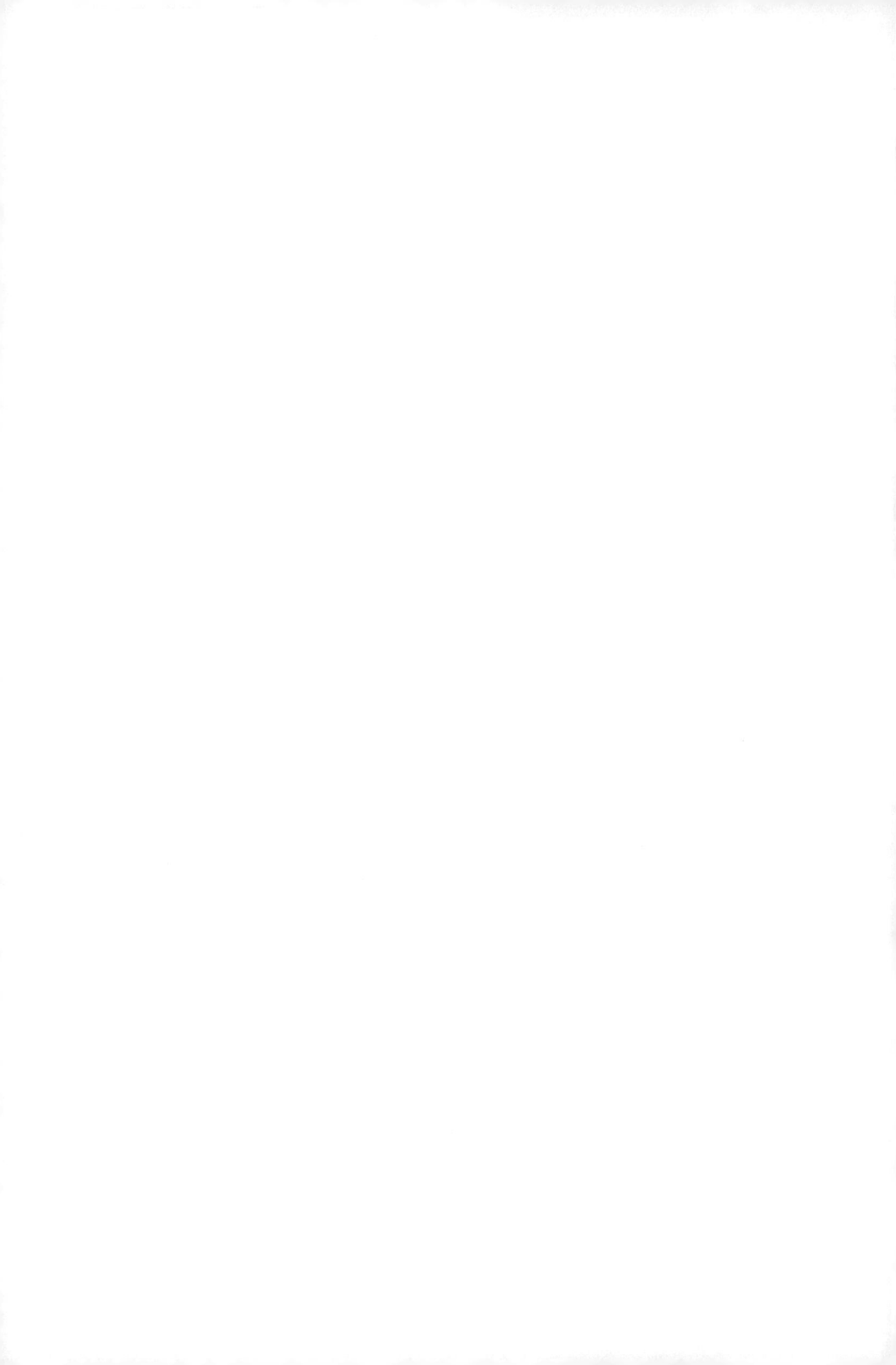

ALIMENTACIÓN CONSCIENTE

Reduce tu ansiedad
y mejora tu dieta

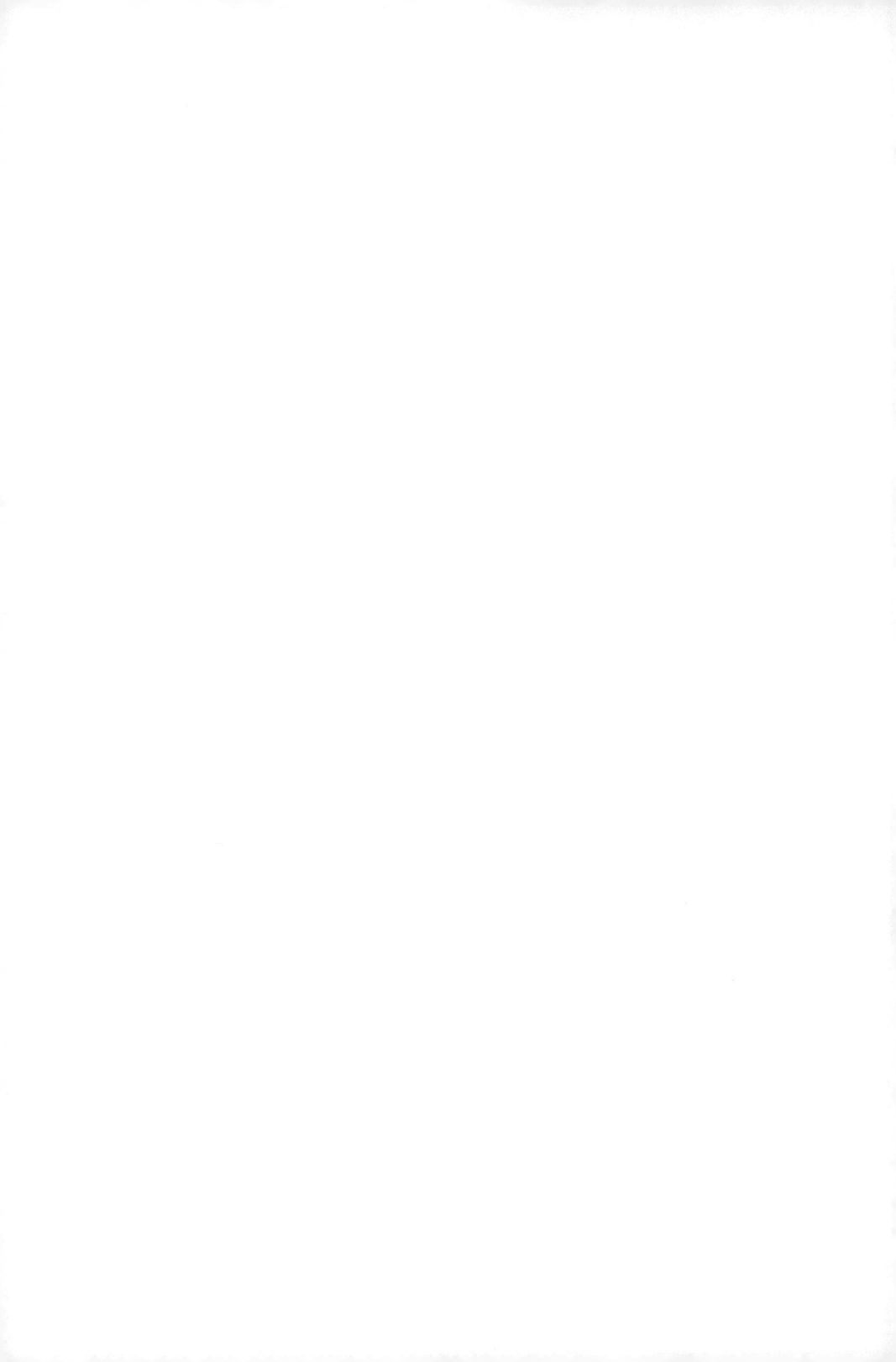

Yolanda Fleta
Jaime Giménez

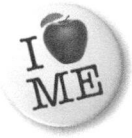

ALIMENTACIÓN CONSCIENTE

Reduce tu ansiedad y mejora tu dieta

Prólogo de Mireia Hurtado

Grijalbo

Papel certificado por el Forest Stewardship Council®

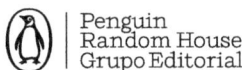

Primera edición renovada: febrero de 2024

© 2020, 2024, Yolanda Fleta y Jaime Giménez
Ramón Lanza y Penguin Random House Grupo Editorial, por las ilustraciones
© 2020, 2024, Penguin Random House Grupo Editorial, S. A. U.
Travessera de Gràcia, 47-49. 08021 Barcelona

Printed in Spain — Impreso en España

ISBN: 978-84-253-6803-5
Depósito legal: B-1.769-2024

Compuesto en M. I. Maquetación, S. L.

Impreso en Liber Digital, S. L.
Casarrubuelos (Madrid)

GR 68035

ÍNDICE

PRÓLOGO

Descubrí la práctica de la consciencia plena con 20 años, mientras exploraba vías para calmar mi insatisfacción vital y las luchas con mi cuerpo. Leí libros sobre budismo, meditación vipassana; leí sobre conceptos como la compasión, la aceptación, el no juicio, el no apego... pero hasta años después, insatisfecha con mi práctica profesional pesocentrista, no decidí explorar nuevas vías de acompañamiento a mis pacientes. Sentía que otro camino de autocuidado tenía que ser posible, uno que no generara el sufrimiento que provoca el efecto yoyó de las dietas, pero que a la vez ayudara a las personas a incorporar hábitos saludables a largo plazo. Y descubrí todos los beneficios de la práctica del mindfulness y del mindful eating o la alimentación consciente, algo que yo llevaba 15 años practicando.

El ser humano vive un momento de la historia en el que el autocuidado se presenta cada vez como más retador. Por un lado, vivimos en piloto automático, funcionando por hábitos, desconectados de nuestro cuerpo, en modo hacer, intentando llegar a todo en medio de una sociedad especialmente exigente. Por otro lado, las redes sociales y los medios de comunicación nos bombardean con mensajes sobre estilos de vida, tipos de cuerpos, modas alimentarias... y desde nuestra desconexión vamos probando y probando cosas, cual veletas, en busca de la fórmula mágica que nos dé la felicidad, la sensación de pertenencia y la llave de la salud.

Vivimos en continuo conflicto entre los intereses de una sociedad gordófoba que nos impulsa permanentemente a adelgazar y una industria alimentaria que espera aprovecharse de nuestra debilidad como especie que funciona por hábitos.

En medio de esas exigencias, de todos esos «tengo que» y de todos los estímulos externos que nos invitan a comer continuamente, nos hemos desconectado de nuestro cuerpo y de su sabiduría interna. Hemos perdido por el camino uno de los regalos más hermosos y valiosos de los que nos ha dotado la evolución: la capacidad de autorregularnos, de darle a nuestro cuerpo lo que necesita a la vez que experimentamos el placer de vivir el momento presente.

La práctica del mindfulness ha aparecido como un bálsamo para nuestra mente insaciable y nuestro cuerpo desatendido. Un espacio para vivir la vida entre la energía del deseo y la del miedo. Mindfulness es la habilidad de estar en el aquí y el ahora, algo que las culturas pasadas ni se planteaban, pero que en el momento actual se presenta como una necesidad urgente que atender.

En la práctica de la alimentación consciente he encontrado el enfoque más compasivo de autocuidado. Nos ofrece la oportunidad de cambiar no solo nuestros hábitos inconscientes y automáticos, sino algo mucho más profundo: cómo nos relacionamos con nosotros mismos. El mindfulness y el mindful eating consisten en reaprender a vivir el momento presente acompañando esa experiencia desde el no juicio, la aceptación y la curiosidad, las actitudes que más liberan nuestra mente de sufrimiento. El ser humano tiene tendencia a pasar por el filtro del juicio todas las experiencias, eso nos ha ayudado a sobrevivir como especie al impulsarnos a mejorar. El problema surge cuando volcamos ese juicio hacia nuestros pensamientos, nuestras emociones, nuestras conductas, nuestro cuerpo; en definitiva, cuando juzgamos nuestro ser. Todo pasa por esa espada de Damocles que nos hace sentir permanentemente culpables por no ser lo bastante buenos. Y desde la amenaza de la culpa, a menudo desarrollamos conductas como comer emocionalmente o hacer dieta, conductas de apego y de rechazo que tienen la función de hacernos sentir mejor. Y el conflicto surge cuando se convierten en hábitos y a pesar de tener la intención de alejarnos del sufrimiento, también nos alejan de nuestros valores y de la vida que queremos vivir.

Lo maravilloso del mindfulness es que además de ayudarnos, gracias a la neuroplasticidad cerebral, a crear nuevos hábitos, también contribuye a que cambiemos la mirada hacia nosotros y hacia nuestra experiencia. El mindfulness y la alimentación consciente nos ayudan a soltar los juicios y crear espacios de decisión basados en la escucha a nuestro cuerpo, el respeto, la amabilidad, la comprensión y la consciencia de lo que verdad nos importa. Sin duda, la alimentación consciente nos conduce a espacios de mayor paz y libertad.

Tuve la suerte de formarme en mindful eating con Jan Chozen Bays, que me enseñó desde su sabiduría la importancia de lo pequeño, de lo sutil. La intensidad de placer que podemos experimentar cuando nos comemos una simple uva con atención plena o cuando nos tomamos una infusión apreciando todos sus matices. Me enseñó la importancia de parar, de ser conscientes de la respiración, de crear espacio para observar lo que surge. Y me ayudó a dejar de ver mis ansias como algo malo para verlas como una señal de que había algo en mi vida que no estaba atendiendo. A veces, lo único que necesitamos en un mundo que gira y gira sin parar es permitirnos parar y observar con curiosidad lo que está pasando.

De Paul Gilbert he aprendido que la compasión es el mejor motivador que puede existir. El cultivo de la autocompasión nos ayuda nutrir nuestro corazón anhelante de amor y aceptación. La compasión es amabilidad, amor, calidez, pero también es responsabilidad hacia nosotros, observar nuestra vida desde una mente sabia y ver qué pequeños cambios pueden acercarnos a aquello que de verdad nos importa. En la autocompasión encontré mi mejor compañera de viaje, en un camino que no siempre se presenta fácil. A menudo, nuestros hábitos, nuestras necesidades, nuestras emociones están moldeadas por experiencias tempranas que no hemos escogido. Tal vez hemos vivido situaciones traumáticas, nuestros padres han tenido vidas no siempre fáciles y no hemos aprendido a cuidarnos como nos gustaría. Por otro lado, el contexto social nos empuja a estar delgados y a tener cuerpos perfectos, y eso puede llevarnos a desarrollar conductas restrictivas que no nos ayudan a cuidarnos. La compasión nos permite tomar consciencia de todo eso, del impacto de nuestro contexto familiar y social, de dónde venimos, dónde estamos y hacia dónde queremos dirigirnos. Nos permite entender que lo hacemos lo mejor que sabemos, pero a la vez nos impulsa a tomar las riendas de nuestra vida, a salir del victimismo y la autoindulgencia sin entrar en el castigo o la autocrítica.

Lo que he aprendido a lo largo de estos años es que la conciencia plena y la compasión van de la mano cuando hablamos de autocuidado y de cambiar nuestros hábitos. Una y otra se retroalimentan para ayudarnos a tomar mejores decisiones. Como dice Jon Kabat-Zinn: «Cuando practicas la consciencia plena, el autocuidado surge de forma natural».

Cuando Yolanda y Jaume me pidieron que escribiera el prólogo del libro, experimenté una mezcla de emociones. Por un lado, me sentí honrada por su confianza; por otro, me pregunté cómo habrían hecho para transmitir la esencia de esta práctica que me ha acompañado a mí y mis pacientes en los últimos 8 años. Después de leer el libro, creo que han logrado un acercamiento que va a ayudar a muchas personas a mejorar sus hábitos.

En este libro, Yolanda y Jaume reflejan con rigurosidad, claridad y de forma amena la base de esta práctica. Los ejercicios que proponen, hechos con paciencia, persistencia y compasión, serán una buena introducción a esta práctica, con la que podrás tomar las riendas de tu autocuidado. Y recuerda: la alimentación consciente y el mindfulness no son un método ni una fórmula mágica, sino una forma de acercarnos al aquí y al ahora: «Como vives este momento es como vives tu vida».

MIREIA HURTADO
Psicóloga, dietista, especialista
en alimentación consciente y compasión

INTRODUCCIÓN

Querido lector:

Esto que vas a leer a continuación es especialmente importante: eres capaz de mantener una relación sana y feliz con la comida, aunque ahora te cueste creerlo. Nos gustaría que tomaras este libro como una oportunidad para emprender un viaje cuyo fin es una alimentación consciente, en paz, sin luchas contigo mismo. En este trayecto no hay reglas fijas ni atajos que te hagan llegar más rápido a tu destino. Con las técnicas y las herramientas que te proponemos, irás construyendo una relación más amable y más cariñosa con la comida y contigo mismo, sin presión y en equilibrio.

Si comes cuando estás estresado o cuando te encuentras exhausto o aburrido, o simplemente para consolarte, este libro es para ti; también si has tenido un día largo y te sientes sobrepasado, y lo único a lo que tu cerebro quiere recurrir es a comida rica en grasa y azúcar. Sabemos cómo te sientes, conocemos perfectamente esas sensaciones que invaden tu cuerpo cuando te enfrentas a uno de esos momentos de pérdida de control ante la comida. Los llamamos «¡qué más da!» (el efecto *What the hell!*); cuando se producen, te dejas llevar por una inercia que te dirige sin contemplaciones hacia el armario del chocolate, las galletas, los bizcochos, los dónuts…

Queremos ofrecerte información necesaria, rigurosa y contrastada, para que entiendas lo que os pasa a ti y a todos los que comparten tus antojos y preocupaciones. Además, vamos a mostrarte un plan de entrenamiento para que aprendas a comer de manera consciente y a vivir de forma atenta. Algunas técnicas y herramientas te parecerán muy útiles y otras quizá no tanto; no pasa nada, se trata de que te quedes con aquello que te funciona y te hace sentir bien.

Si lo que buscas es un cambio en tu alimentación que dure para siempre y no un remedio rápido y de urgencia, este libro es para ti.

Una alimentación consciente es posible; hacer las paces con la comida, también. Sin embargo, no es algo que ocurra porque sí; tendrás que aprender algunas cosas y las hemos recogido en este libro. ¿Nos acompañas?

1

¿QUÉ SON EL MINDFULNESS Y EL MINDFUL EATING? ¿EN QUÉ PUEDEN AYUDARTE?

La felicidad no está en otra parte, sino aquí.
No está en otro momento, sino ahora.

WALT WHITMAN

¿De qué vamos a hablar en este capítulo?

- Qué es el mindfulness y cuáles son sus orígenes
- En qué consiste la práctica del mindfulness
- *Celebrities* que lo practican
- Ejercicios para empezar a entrenarte en la práctica del mindfulness y ganar capacidad de concentración
- Por qué pasamos tanto tiempo ensimismados
- Prácticas de gimnasia mental
- ¿Cómo llega el mindfulness a la práctica clínica?
- ¿Qué beneficios se han observado con su práctica?
- ¿Qué es el mindful eating o la alimentación consciente?
- Meditación centrada en la respiración
- Apps y recursos de referencia en mindfulness y mindful eating

¿Qué es el mindfulness?

El mindfulness es una disciplina que se practica a través de la meditación. Cuando las personas profanas en este tema oyen la palabra meditación, a menudo se imaginan a una persona con ropa de color naranja, sentada con las piernas cruzadas, las manos apoyadas en las rodillas, con la yema del índice y el pulgar juntas, diciendo ommm mientras intenta dejar la mente en blanco. ¿Tú también? En parte estás en lo cierto, pues todo ello, excepto lo de dejar la mente en blanco y lo de la ropa, tiene que ver con el mindfulness. Puedes meditar sentado en la postura del loto si así lo prefieres, pero también es posible hacerlo estirado, caminando, incluso corriendo o fregando los platos. Puedes llevar ropa cómoda de algodón o ir enfundado en tu traje de ejecutivo. En todas esas circunstancias puedes estar practicando mindfulness. ¿Sabes por qué? Porque esta práctica consiste en prestar atención a una sola cosa, de forma sostenida en el tiempo y sin emitir juicios, de ahí que la traducción al español de la palabra mindfulness sea «atención plena». Y eso puedes hacerlo en cualquier circunstancia y vestido de cualquier forma.

> Practicar mindfulness no consiste en dejar la mente en blanco, sino en prestar atención a una sola cosa, de forma sostenida en el tiempo y sin emitir juicios.

Recuerda: no se trata de intentar dejar la mente en blanco, eso es imposible. Cuanto más lo intentes, más nervioso te pondrás y más pensamientos te asaltarán. Tu mente está activa 24 horas al día, siete días a la semana, bien pensando o bien prestando atención a algo, y no puede hacer las dos cosas a la vez. Si está pensando, no presta atención y viceversa. Por ese motivo, si tú le das a la mente algo en lo que fijarse, por ejemplo, la respiración, la diriges para que preste atención y no se ponga a pensar. Al prestar atención a una sola cosa en lugar de a cientos de ellas en un minuto, la mente se calma y entra en un estado de mayor tranquilidad y mayor conciencia.

Podemos decir que el concepto de mindfulness nos resulta ya familiar, aunque quizá no se tenga muy claro su significado. En la actualidad, vivimos una fiebre por el mindfulness. Ya no lo practican solo monjes budistas o personas que han decidido vivir en la austeridad y en contacto con su espiritualidad, sino que se estudia y se practica en escuelas, hospitales, centros de trabajo... También lo practican personajes famosos como Davyd Lynch, Pau Gasol, Rafa Nadal, Penélope Cruz, Mick Jagger o Jennifer Aniston. Por cierto, esta última tiene entre sus proyectos cinematográficos representar a Ellen Langer, profesora de la Universidad de Harvard con numerosas publicaciones acerca del mindfulness y de sus beneficios para la salud; hablaremos de ella más adelante.

Aun a riesgo de adentrarnos en el terreno de la frivolidad, hemos de reconocer que es cierto que cuando los personajes famosos muestran públicamente una práctica, automáticamente la gente se interesa por ella. No nos engañemos: cuando Emma Watson o alguna *celebrity* aparecen practicando su meditación, automáticamente hay una oleada de personas que la siguen. Y tú también puedes ser una de esas personas que practica el mindfulness, aunque ahora te parezca imposible aguantar más de 5 segundos concentrado en una sola cosa. Incluso si eres de mente inquieta o dispersa, tenemos una buena noticia para ti: todo el mundo puede aprender a practicar mindfulness. La atención plena es una cualidad inherentemente humana; si sientes que la has perdido por el camino, no desesperes; puedes entrenar para recuperarla. Además, tu mente dispersa no es una señal de que hayas perdido tu capacidad para prestar atención; quizá solo esté un tanto atrofiada por falta de uso. Hoy en día, prima lo contrario a la atención plena, llámese modo multitasking: cuantas más cosas hagamos a la vez, mejor; ríete tú del hombre orquesta. Así, has acostumbrado a tu mente, juguetona e hiperactiva, a cambiar el foco de atención de un tema a otro cada pocos segundos.

> **La atención plena es una cualidad inherentemente humana.**

Alimentación consciente

PRÁCTICA

Te invito a hacer una prueba:

Alza la mirada del libro y escoge un objeto del lugar en el que te encuentres. Proponte prestar atención a ese objeto el máximo tiempo posible. Fíjate en el momento en el que tu mente se ha despistado y se ha puesto a atender otra cosa diferente al objeto inicial, ya sea el recuerdo de algo que te ha dicho tu pareja antes de irse, una idea de lo que vas a hacer de cenar o una sensación de picor en el brazo izquierdo. ¿Cuánto tiempo ha pasado desde que te has propuesto prestar atención a una sola cosa hasta que tu mente se ha dispersado? Me atrevo a decir, y seguramente no me equivoco, que no han pasado más de 20 segundos.

No te preocupes: esta distracción no te afecta solo a ti. En contraste directo con la atención plena, que implica la capacidad de enfocarse y evitar distracciones, el mind-wandering o «mente distraída» se describe como la interrupción del enfoque en las tareas por pensamientos no relacionados con ellas. Es lo que los artículos científicos denominan TUT (*task unrelated thought*), que se traduciría como «pensamiento no relacionado con la tarea».

Aproximadamente la mitad del tiempo que pasamos despiertos nos encontramos en un estado de divagación mental, es decir, ensimismados en pensamientos no relacionados con la tarea que estamos desarrollando en ese momento. Ese estado de divagación se orienta hacia el interior y se desconecta de la actividad externa. Esto sucede porque el cerebro dispone de una «red neuronal por defecto», que se refiere a la actividad que mantiene el cerebro cuando el individuo está en reposo. Guarda relación con la capacidad del cuerpo para mantenerse funcionando cuando estamos durmiendo. Una vez más, el cuerpo nos muestra que es una máquina casi perfecta.

¿Cómo llega el mindfulness al mundo occidental?

Volviendo a la atención plena o mindfulness, ¿de dónde viene este concepto?

Aunque es algo muy de moda y actual, bebe del pensamiento budista, con más de 2.500 años de antigüedad. Mindfulness es la traducción al inglés de la palabra *sati* en pali, que es la lengua que se utiliza en los textos budistas. *Sati* significa «recordar». ¿Y qué debo recordar? Estar atento.

Recuerda estar atento.

La persona que logró que algo tan espiritual y vinculado a la filosofía oriental se introdujera en el mundo occidental es el autor Jon Kabat-Zinn, que define el mindfulness o atención plena como la conciencia que surge a través de la atención intencional a la experiencia, momento a momento, sin juicio y con aceptación.

En otras palabras, la atención plena puede verse como un proceso de regulación adaptativa de atención y conciencia, sin prejuicios sobre las experiencias del momento presente. Es decir, observamos lo que nos ocurre en el momento actual, somos conscientes de ello y lo aceptamos tal y como es.

Junto a Kabat-Zinn, la doctora Shapiro es otro de los máximos referentes en el mundo del mindfulness y la compasión. Te invitamos a ver su TED Talk, «The power of mindfulness: what you practice grows stronger» , con más de un millón de visualizaciones en YouTube a día de hoy. Cuando te decimos que es un referente, es porque ha publicado más de ciento cincuenta artículos científicos acerca del mindfulness en colaboración con otros investigadores. En uno de sus artículos, publicado en el *Journal of Clinical Psychology*, hace una revisión acerca de los mecanismos que intervienen en la práctica del mindfulness y diferencia tres componentes fundamentales de la atención plena:

- Intención: Implica saber por qué prestas atención o, mejor, para qué lo haces. Cuál es la motivación que te lleva a prestar atención en una dirección consciente y con un propósito.

- Atención: Incluye el conocimiento directo, momento a momento, de lo que está sucediendo, tal y como en realidad está sucediendo. La mente está entrenada para enfocar, apuntar y mantener la atención.

> La atención plena no consiste solo en prestar atención, se basa en cómo prestamos atención: con amabilidad.
>
> SHAPIRO

- Actitud: Describe de qué forma prestas atención; se refiere a las cualidades de aceptación, cuidado y discernimiento de atención plena.

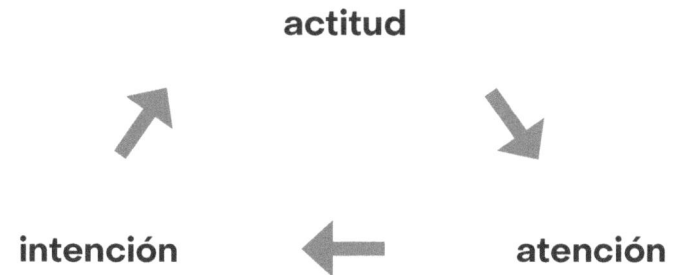

actitud

intención   **atención**

Shapiro, antes de convertirse en una investigadora del mindfulness en los años noventa, fue una practicante novata que decidió irse a un monasterio en Tailandia para conocer de primera mano la meditación. Este retiro no resultó tal y como ella esperaba. No entendía cómo los monjes podían prestar atención cuando ella no paraba de luchar contra sus propios pensamientos, sus distracciones y sus enfados con ella misma por no estar tranquila y atenta, como sus compañeros de meditación. Explica que entonces empezó a recelar de todo, a desconfiar del mindfulness, incluso a juzgar a los monjes, pensando si no deberían estar haciendo algo en lugar de estar sentados meditando. Por suerte, uno de ellos hablaba su idioma y pudo compartir con él su lucha, su impaciencia y su frustración con la práctica. El monje le respondió: «Querida, lo que te pasa es que tú no estás practicando mindfulness. Tú estás practicando el juicio, la impaciencia y la frustración. Y lo que uno practica lo refuerza».

Neuroplasticidad

Lo que podría parecer el simple consejo de un sabio monje budista se conoce hoy a la perfección, pues las imágenes de nuestro cerebro lo muestran con precisión. Estamos hablando de la neuroplasticidad y de la certeza de que las experiencias que repetimos moldean nuestro cerebro. De hecho, podemos esculpir y fortalecer nuestras conexiones sinápticas, las conexiones entre neuronas, basándonos en la práctica repetitiva. Seguro que has oído hablar del famoso estudio de los taxistas de Londres que muestra que tienen el hipocampo posterior, la parte del cerebro que se ocupa de la navegación espacial, más grande y con conexiones más fuertes de lo normal, desarrollado por entrenamiento y por repetición del proceso. Estaría bien tomar nota de este dato, ya que en la actualidad está ocurriéndonos lo contrario. Como nos dejamos orientar por los GPS, ya no somos capaces de encontrar una dirección, aunque esté a la vuelta de la esquina, y nos vemos en situaciones ridículas, caminando en círculos y levantando el móvil para conseguir mayor cobertura y que Google Maps nos diga por dónde debemos continuar. Te reto a una nueva experiencia: llegar a un destino desconocido sin usar el navegador. ¿Te atreves? Tómatelo como un ejercicio de gimnasia mental. Y, además, aunque te produzca cierta risa nerviosa, te aseguro que eres capaz de llegar. Todas las generaciones anteriores, incluso tú mismo, han llegado a su destino antes de la era del GPS. Y disfrutabas más del viaje, porque tu nivel de conciencia era mayor y apreciabas el paisaje en lugar de pasar todo el trayecto mirando un punto azul que se mueve por una pantalla.

Nuestro cerebro sufre modificaciones cuando repetimos algo en el tiempo. Lo que sucede es que en respuesta a la práctica repetida se produce un crecimiento de nuevas neuronas, llamado engrosamiento cortical. Lo que practicamos se fortalece. El monje budista le dijo claramente a la doctora Shapiro que, si meditaba con juicio, fortalecía el juicio; si meditaba con frustración, fortalecía la frustración… Shapiro aprendió en esa experiencia que la atención plena no consiste solo en prestar atención, sino que además y sobre todo se basa en cómo prestamos atención: con amabilidad. De amabilidad y compasión te hablaremos con detenimiento en el capítulo 5. Y esto es muy importante cuando el centro de la práctica es nuestra alimentación.

Otras definiciones de mindfulness

Además de lo expuesto por Kabat-Zinn y Shapiro, existen otras formas de abordar el concepto de mindfulness que nos ayudan a comprenderlo mejor. Por ejemplo, Ellen Langer, la profesora de la Universidad de Harvard de la película de Aniston, ¿te acuerdas?, nos ofrece una definición de mindfulness desde una perspectiva diferente: señala que la atención plena es «un estado en el que uno está abierto a la novedad, alerta a las distinciones, sensible al contexto, consciente de múltiples perspectivas y orientado en el presente».

A pesar de las distintas conceptualizaciones y definiciones, todos los investigadores coinciden en algo: en que la atención plena parece ser una cualidad inherentemente humana, aunque cada uno de nosotros puede mostrar diferencias sustanciales en el grado natural de atención plena. Así se expone en el artículo «The benefits of being present: mindfulness and its role in psychological well-being», publicado por la American Psychological Association. Es decir, todos tenemos la capacidad de practicar mindfulness. A algunos nos costará más que a otros, pero recuerda la enseñanza de Shapiro: aquello que practicas se fortalece.

Y con relación a esta cuestión, nos gusta mucho la idea que transmite la definición de Guranatana, autor de *Los cuatro fundamentos del mindfulness*: «el significado de mindfulness no puede capturarse plenamente a través de las palabras, sino más bien experimentándolo, ya que se trata de una vivencia no verbal y sutil». Es muy importante este detalle: el mindfulness implica experimentación y acción.

> Aquello que practicas se fortalece.

Aunque podamos asociarlo con algo más bien mental, en realidad la atención plena es mucho más que una técnica de meditación. Es una forma de entrenar la mente, el corazón y el cuerpo para tener una presencia consciente en la vida, tal y como afirma Shapiro:

> La atención plena es, fundamentalmente, una forma de ser; es una forma de habitar nuestro cuerpo, nuestra mente y nuestras experiencias momento a momento, con apertura y receptividad. Es una conciencia profunda, un conocer y experimentar la vida a medida que surge y desaparece en cada momento.

La atención plena puede practicarse en todas las áreas de nuestra vida, personal y profesional. Recuerdo una conversación con uno de nuestros estudiantes: se encontraba en un momento de desarrollo personal y profesional importante para él, y se propuso ser muy efectivo en el uso del tiempo. Reflexionando acerca de qué elementos lo hacían ser menos efectivo, identificó con claridad un hábito que le restaba efectividad, y era ver Netflix. Las plataformas de televisión a la carta han cambiado la forma en que consumimos los contenidos en las pantallas. Antes, cuando una serie te gustaba mucho, debías esperar a que el canal la emitiera en el horario y el día establecidos. Veías el capítulo, disfrutabas durante el tiempo que duraba y cuando acababa tenías que esperar hasta la emisión del siguiente. No eras tú el que debía autorregularse, sino que, de forma externa, la dosis de pantalla que ibas a consumir ya venía regulada. Sin embargo, ahora, una vez que el capítulo se ha acabado, Netflix o Amazon Prime, HBO, Movistar o la plataforma que sea te ofrece automáticamente la posibilidad de continuar con el capítulo siguiente, a lo que tu cerebro responde liberando una cantidad formidable de dopamina, el neurotransmisor relacionado con la motivación, que te estimula para seguir con tu serie favorita. ¿Quién puede negarse a eso? Hasta aquí, todo bien, porque disfrutar de actividades que nos aportan placer es maravilloso. El problema aparece cuando no puedes dejar de hacerlo y esa actividad desplaza a otras que son más importantes para ti, porque son las que te permiten construir la vida que quieres vivir. Además, como ocurre con cualquier sustancia o actividad de la que abusas, lo haces de forma compulsiva y prácticamente sin atención, de forma que puedes ponerte a ver series sin parar y no recordar ni una. Por ese motivo, hablando con Carlos, acuñamos el mindfulness de series. Se propuso ver un capítulo y, una vez que hubiera terminado, dejar el siguiente para otro día.

Aplicación del mindfulness en la práctica clínica

Como ves, la actitud de estar presente y vivir la experiencia con atención plena es algo que se puede aplicar a todos los ámbitos. En la práctica clínica también empezó a utilizarse el mindfulness para complementar los tratamientos que la medicina convencional estaba aplicando a diferentes enfermedades.

¿Y cómo algo que practicaban los monjes budistas pudo procurarse un espacio en nuestro mundo occidental caracterizado por la evidencia empírica? Precisamente la posibilidad de demostrarlo con pruebas empíricas fue lo que hizo que confiáramos en ello. Empezó a constatarse, a través de resonancias magnéticas, que los meditadores experimentaban cambios en el cerebro y que las personas que practicaban mindfulness presentaban una mayor capacidad de recuperación y de prevención de la enfermedad. Por ejemplo, Kabat-Zinn destaca estos beneficios de la práctica del mindfulness:

1. Disminución de la percepción de la gravedad del dolor
2. Mayor capacidad para tolerar el dolor o la discapacidad
3. Reducción del estrés, la ansiedad o la depresión
4. Menor uso de analgésicos, ansiolíticos o medicamentos antidepresivos y, por tanto, reducción de sus efectos adversos
5. Capacidad mejorada para reflexionar sobre opciones con respecto a los tratamientos médicos; es decir, la decisión de buscar una segunda opinión
6. Mejor respuesta a los tratamientos médicos

7. Mayor motivación para cambios en el estilo de vida que comprenden seguir una dieta, practicar actividad física, dejar de fumar u otras conductas
8. Relaciones interpersonales enriquecidas y conectividad social
9. Alteraciones en las vías biológicas que afectan a la salud, como las del sistema nervioso autónomo, la función neuroendocrina y el sistema inmunológico

Muchas revisiones y metaanálisis que pueden consultarse en la bibliografía de este capítulo han examinado el papel de la atención plena tanto en enfermedades físicas y psicológicas como en enfermedades médicas crónicas: reumatismo, cáncer, trastornos del sueño, presión arterial, fibromialgia, ataque isquémico y accidente cerebrovascular.

También mostró los efectos positivos de la atención plena en la capacidad cognitiva, el estrés, los trastornos psiquiátricos, los trastornos psicológicos, la ansiedad y la depresión, el TDAH, varios tipos de adicción y los trastornos de la alimentación y la obesidad.

Una de las contribuciones más importantes del mindfulness al bienestar de las personas es que existe evidencia de que su práctica reduce el dolor, tal y como se demostró en un estudio publicado en 2015 en la revista *Journal of Neuroscience*.

Por lo tanto, si el mindfulness es tan efectivo en el tratamiento de estas situaciones críticas y de enfermedad, se entiende que también puede ayudarnos a mantener unos hábitos de alimentación saludables; es decir, a aportarle a nuestro cuerpo los nutrientes que necesita, comer la cantidad y variedad adecuada, y mantener una relación sana con la comida. Cuando nos trasladamos al ámbito de la alimentación, la práctica de la atención plena se conoce como mindful eating, «alimentación consciente».

Del mindfulness al mindful eating

¿Cómo definen el concepto de mindful eating las revistas científicas? A menudo se refieren al mindful eating como un constructo. Y ¿qué es un constructo? Una búsqueda en Google muestra que, según Wikipedia, «un constructo es, en Psicología, cualquier entidad hipotética de difícil definición dentro de una teoría científica. Un constructo es algo que se sabe que existe, pero cuya definición es difícil o controvertida». Es decir, el mindful eating existe, pero es difícil definirlo.

Que sea difícil definirlo no significa que no pueda hacerse. Por ejemplo, Celia Framson, autora que ha validado un cuestionario para medir el nivel de alimentación consciente (el cuestionario está a tu disposición al final del capítulo 7), lo define como «una habilidad aprendida basada en una conciencia sin prejuicios de las sensaciones físicas y emocionales asociadas con la alimentación».

Una idea fundamental que Framson comparte en su trabajo es que las habilidades de atención plena son diferentes de las habilidades cognitivas que se enseñan comúnmente para controlar el peso, como pueden ser la planificación de comidas, el mantenimiento de registros y el control de porciones. De hecho, algunos científicos han planteado la hipótesis de que la alimentación sin conciencia (mindless eating), que caracteriza las dietas restrictivas que se ofrecen, explica el escaso éxito a largo plazo de la mayoría de las intervenciones para perder peso. La causa está en que las personas no comen prestando atención a sus niveles de hambre y saciedad, sino que siguen unas pautas que establecen lo que uno debe o no comer, y en qué momento hacerlo.

El mindful eating o la alimentación consciente implica estar presente, en contacto con emociones internas, pensamientos y sensaciones, así como con sensaciones externas asociadas a la ingesta de alimentos. Esto incluye estar atento a la sensación de sabor; tomar conciencia de las señales de saciedad, cognición y emociones asociadas a la alimentación, que se experimentan en el momento presente.

Según Jean Kristeller, investigadora de la Indiana State University, los principios fundamentales de comer conscientemente son los siguientes:

- Ser consciente de las oportunidades positivas y enriquecedoras que puedes disfrutar a través de la preparación y el consumo de alimentos, respetando tu propio interior.
- Elegir alimentos que sean agradables para ti y nutritivos para tu cuerpo, usando todos tus sentidos para explorar, saborear y degustar.
- Reconocer las respuestas a los alimentos (me gusta, neutral o no me gusta) sin juicio.
- Aprender a ser consciente de las señales de hambre física y de saciedad para guiar tu decisión de comenzar a comer y dejar de comer.

En otras palabras, la alimentación consciente es una experiencia que compromete al cuerpo, al corazón y a la mente a elegir, preparar y comer alimentos, y que involucra todos los sentidos. Además, un elemento muy importante es que sustituye la autocrítica por el autocuidado y la vergüenza por el respeto por tu propia sabiduría. Se puede decir que hay dos factores que deben ir unidos en la alimentación consciente: uno es la atención y otro es la amabilidad contigo mismo.

Susan Albers, referente mundial en el ámbito de la alimentación consciente, nos dice: «Ser consciente en el acto de comer no consiste solo en lo que comes (comida sana o insana), sino en la forma en que comes».

Según Albers, el mindful eating se basa en el aprendizaje de **siete habilidades diferentes**:

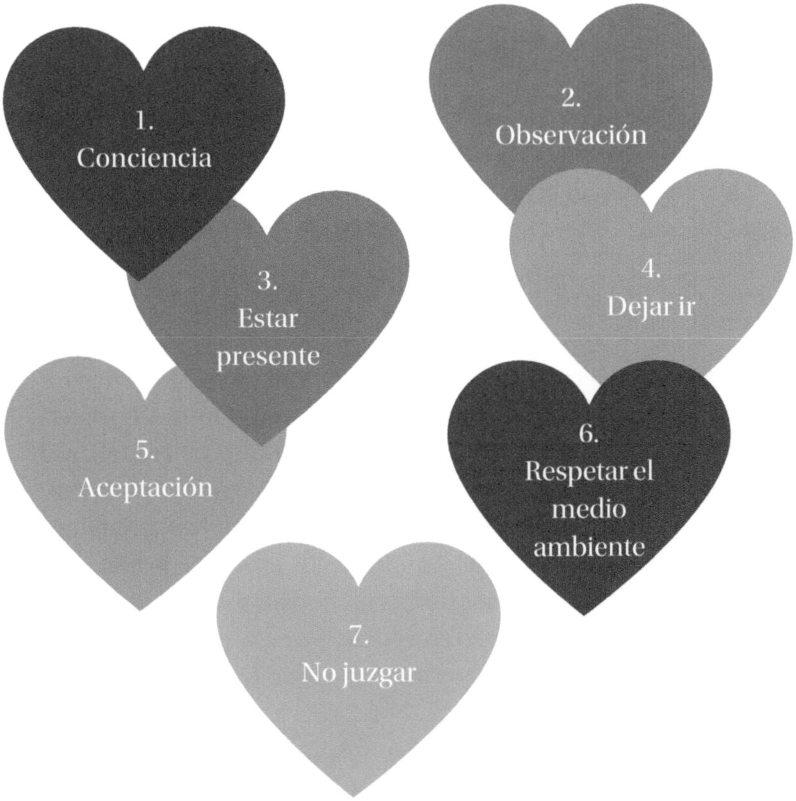

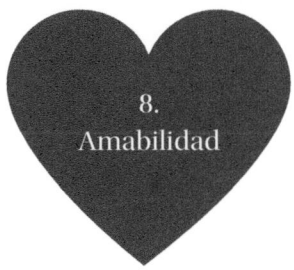

1.
Conciencia

2.
Observación

3.
Estar
presente

4.
Dejar ir

5.
Aceptación

6.
Respetar el
medio
ambiente

7.
No juzgar

Nosotros queremos añadir a esos siete elementos el número 8: quererte y ser amable contigo mismo. A lo largo del libro verás que ser amable y tratarse bien, procurarse lo mejor para uno y no fustigarse son claves para poder tener una relación sana con la comida.

8.
Amabilidad

Practica la «meditación centrada en la respiración»

Es muy probable que ahora tengas muchas dudas. Vamos a ir resolviéndolas en los capítulos siguientes.

De momento, te invitamos a que empieces a practicar el mindfulness con esta primera meditación centrada en la respiración.

PRÁCTICA

Busca un lugar en el que puedas estar tranquilo, sin interrupciones. Siéntate de forma erguida pero relajada. Mantén derecha la columna vertebral. Coloca un temporizador para controlar el tiempo que quieras estar meditando. (Nota: Si nunca has meditado, puedes empezar por 3 o 5 minutos, para experimentar.)

Haz varias respiraciones profundas y, en la exhalación, deja caer los brazos y relaja los hombros. Pon las manos encima del regazo o forma un cuenco con ellas.

Relaja la mandíbula, permite que todo tu cuerpo se sienta pesado.

Ahora toma conciencia de tu respiración. No es necesario que intentes modificar su ritmo o su profundidad; simplemente, obsérvala. Ancla la atención en tu respiración y serena la mente.

Percibe la sensación completa de cada respiración.

Observa que el abdomen se expande en la inhalación y se contrae en la exhalación... El aire entra y sale, y la respiración fluye como si fuera una ola...

Contempla la inhalación completa; también la exhalación completa.

Si prestas atención, es posible que notes que, al final de la inhalación, hay un pequeño intervalo de pausa antes de que se inicie la exhalación. Percibe la pausa al inhalar; también al exhalar.

> Mantente así, enfocado en tu respiración, hasta que suene el temporizador.
>
> Al acabar, repite las palabras: «Una vida atenta es posible. Una alimentación consciente es posible. Hacer las paces con la comida es posible».

Una vez terminada la práctica, no esperes sentir nada especial. No tengas expectativas acerca de lo que va a pasar durante la meditación o después de ella; simplemente, hazlo. Con la práctica regular empezarás a notar ciertas sensaciones: mayor relajación; menos reacciones automáticas ante la cotidianidad; mayor capacidad de responder desde la calma a las demandas de tus hijos o de tus jefes, a las prisas de la mañana o a la beligerancia del tráfico en hora punta. Para experimentar estos beneficios, debes comprometerte a hacerlo cada día o con mucha frecuencia; es mejor un tiempo corto de forma diaria y regular que muchos minutos una sola vez al mes. Imagina que eres el capitán de uno de esos barcos que cruzan el océano. Ese barco no puede hacer cambios de dirección bruscos porque es muy pesado. Sin embargo, cualquier pequeño cambio que trace en su dirección hará que tome un rumbo diferente. Cada día que tomes la decisión de practicar la meditación centrada en la respiración estarás dirigiendo tu barco a un puerto en el que reinan la tranquilidad, la calma, la concentración y el bienestar.

¿Por qué escogemos la respiración para meditar? Al meditar, prestas atención a tu momento presente y tu respiración siempre está en el aquí y ahora. Es algo que siempre va a estar contigo. Si dejas de respirar, simplemente mueres. No es un objeto que tengas que portar para poder observarlo; no necesitas ningún utensilio adicional o parafernalia que acompañe a tu práctica, solo a ti mismo siguiendo el ritmo natural del aire entrando y saliendo de tu cuerpo. Tu respiración va a ser un lugar seguro al que acudir cuando estés estresado y quieras encontrar calma.

Lo que sucederá mientras practiques esta meditación es que tu mente tenderá a pensar en otras cosas. Es normal. Cuando te des cuenta, vuelve a centrar tu atención en la respiración de forma amable, sin enfadarte por haberte despistado. La dispersión forma parte del entrenamiento. Cada vez que te das cuenta de que tu mente se ha ido y vuelves a centrar tu atención, estás reforzando esa habilidad mental.

Empieza con un tiempo que no sea demasiado desafiante, 3 o 5 minutos al día, y ve incrementándolo. Los estudios revelan que si en algún momento puedes llegar hasta los 20-25 minutos, su efecto será más notable.

Apps para meditar

Si no te motiva ponerte a meditar solo, puedes utilizar audios de meditaciones guiadas. Actualmente existen muchos recursos gratuitos en internet. Para que no te satures con tanta información, nosotros hemos seleccionado algunas fuentes que conocemos y hemos utilizado al empezar a meditar:

- Los audios del doctor Vicente Simón, médico, psiquiatra y catedrático de Psicobiología. Tras una larga experiencia docente e investigadora, se ha dedicado a la práctica del mindfulness y a la enseñanza de la meditación a través de grupos de meditación, cursos online, conferencias, cursos presenciales y dirección de retiros. El doctor Simón comparte sus meditaciones guiadas en su web https://www.mindfulnessvicentesimon.com/audios
- Los audios del doctor Javier García Campayo, médico psiquiatra, profesor e investigador de la Universidad de Zaragoza en https://www.webmindfulness.com/audios/
- También te mostramos dos de las apps más importantes sobre mindfulness o mindful eating.
- La app Calm, lanzada en 2012 por Alex Tew y Michael Acton Smith, con más de 30 millones de descargas hasta enero de 2020. Los CEO de Calm afirman que los usuarios de su app para el «fitness mental» son más felices después de un tiempo de práctica. Les gusta más que su app se vea como un entrenamiento mental y

una forma de entender la mente que como una app de meditación. El cerebro es increíblemente complejo y no viene con manual de instrucciones.

- La app Headspace®, que lanzaron oficialmente en 2010 Andy Puddicombe y Rich Pierson. Cuando tenía veinte años, Andy decidió dejar su carrera de Ciencias del Deporte y convertirse en monje budista. Si buscas en Google, puedes ver varios vídeos de Andy explicando su experiencia. Después de diez años de práctica, decidió volver de su retiro tibetano y compartir lo que había aprendido. Junto a Rich, que provenía del mundo de la publicidad, crearon Headspace.

Los creadores de esta app afirman con evidencia científica que Headspace disminuye el estrés. Un estudio interno que se publicó en la revista *Mindfulness* determinó que solo 10 días de Headspace son suficientes para reducir el estrés en un 14 %.

- La app Eat Right Now está vinculada al mundo de la alimentación consciente. Es un producto creado por el equipo de Mindscience, liderado por el doctor Judson Brewer, del que vamos a volver a hablarte en próximos capítulos, porque es una eminencia en el campo de las adicciones y la liberación de hábitos no saludables. En la presentación de esta app, los investigadores exponen que las luchas internas por el peso son más fuertes que cualquier dieta. Por ello, hasta que no renueves el cableado de tu cerebro para cambiar los hábitos de alimentación, permanecerás en la montaña rusa de la dieta. Esta app te ayuda a identificar tus patrones de estrés y hambre emocional, y a reducir los antojos.

Además de los recursos anteriores, puedes encontrar más meditaciones en nuestro canal de YouTube, Nutritional Coaching, o en la carpeta que compartimos con nuestros lectores en Google Drive. Los enlaces están a tu disposición en la bibliografía de este capítulo. Queremos que te resulte fácil practicar y que tengas toda la ayuda que necesitas para llevar una vida y una alimentación conscientes.

IDEAS CLAVES DEL CAPÍTULO

- Para practicar mindfulness no tienes que dejar la mente en blanco.

- Cuando prestas atención a una sola cosa, en lugar de a cientos de ellas, tu mente se calma, entra en un estado de mayor tranquilidad y mayor conciencia.

- Incluso aunque seas de mente inquieta o dispersa, puedes aprender a practicar mindfulness.

- Para practicar mindfulness son precisos los tres componentes: intención, atención y actitud.

- Gracias a la neuroplasticidad, aquello que repites se hace más fuerte y moldea tu cerebro. Si practicas la paciencia, fortaleces la paciencia; si practicas la ira, fortaleces la ira.

- La atención plena no consiste solo en prestar atención, sino en prestar atención con amabilidad y sin juicio.

- Practica cada día la meditación centrada en la respiración. Es mejor poco tiempo, pero seguido, que muchos minutos una vez al mes.

- Aunque podamos asociarlo con algo más bien mental, el mindfulness implica experimentación y acción. Para que surta efecto en ti, debes practicarlo.

- La actitud de estar presente y vivir la experiencia con atención plena es algo que puede aplicarse a todos los ámbitos, incluso en el momento de ver una serie de Netflix.

- Utiliza algún audio para la meditación si eso te resulta más atractivo.

Alimentación consciente

2

SACIEDAD FRENTE A SATISFACCIÓN

La vida es una cuestión de elecciones
y cada decisión que tomes determina la persona
que eres.

JOHN C. MAXWELL

¿De qué vamos a hablar en este capítulo?

- Aprenderás cómo se regula en nuestro organismo
  la ingesta de alimentos

- Qué son el hambre, la saciedad y los antojos. Cómo
  diferenciar el hambre fisiológica de la emocional

- Quién controla lo que comemos, lo que gastamos
  y cómo afecta a nuestro peso

- Qué es el estancamiento de peso, cómo nos afecta
  y cómo podemos abordarlo

- Cómo podemos actuar a la hora de comer, para poder
  beneficiarnos de los mecanismos de saciedad y que nos
  permitan hacer una ingesta más controlada

- Qué cantidad de hidratos de carbono, proteínas y grasas
  debemos comer

- Consejos sencillos para seguir una alimentación
  saludable y consciente

Una vez que ya sabes qué son el mindful eating y el mindfulness, en este capítulo vamos a abordar otros temas interesantes. Encontrarás muchas respuestas a situaciones cotidianas que a veces no entendemos; por ejemplo, por qué una comida nos sacia más que otra, por qué cuando ingerimos determinados alimentos tenemos hambre enseguida u otra también muy habitual, por qué cuando estamos en un restaurante y pedimos un primer plato y tardan mucho en traer el segundo, prácticamente se nos ha ido el hambre. Otra de las cuestiones que abordaremos es por qué, después de haber hecho muchas dietas, de haber vivido durante mucho tiempo en ese círculo de hambre emocional, uno pierde la capacidad para diferenciar entre el hambre fisiológica y la emocional, y cómo salir de ese círculo mediante estrategias para mejorar los sistemas de saciedad.

¿Cómo se regula la ingesta de alimentos?

El cuerpo humano es una máquina perfecta o casi perfecta. Dispone de mecanismos que nos permiten mantener un peso corporal bastante estable, aunque haya días que podamos comer más y otros días menos. A nosotros nos gusta describirlo como el mecanismo de un termostato, que cuando hace frío libera calor, y cuando detecta que la temperatura ya es la adecuada, deja de producirlo. O bien al revés, cuando tenemos mucho frío, nos entra la tiritera, que es un recurso que el cuerpo tiene para calentarnos.

Genéticamente, estamos más preparados para vivir con poco alimento.

Genéticamente, estamos más preparados para vivir con poco alimento, pues así todos nuestros mecanismos de regulación funcionan mejor. El ser humano ha vivido durante muchísimo tiempo con pocos alimentos; por eso, nuestro cuerpo aprendió a almacenar energía en forma de grasa, para tener reservas para las épocas de poca disponibilidad de alimentos (frío, sequías...). Esto puede explicar por qué hoy tanta población tiene exceso de peso. El ser humano nunca ha contado con tantos alimentos a su alcance como ahora, y esto genera diferentes alteraciones en los sistemas que se encargan de regular el gasto de energía y la ingesta de alimentos. Por poner un ejemplo, se calcula que un consumidor que compra en una gran superficie puede enfrentarse a más de 8.000 productos diferentes, la mayoría procesados y ultraprocesados (ricos en azúcares, grasas, sal…), y muchos de ellos tienen una vida media menor de cinco años, debido a la enorme rotación y reformulación que sufren. Esto hace que nos resulte más difícil inmunizarnos a estos estímulos y esta oferta desmesurada, y que caer en las trampas que nos impone la industria, que nos incita a comprar alimentos poco saludables, sea lo habitual.

Como comentábamos, el gasto de energía por parte del organismo desempeña un papel muy importante en la ingesta de alimentos y en los mecanismos de saciedad. Los mecanismos que controlan la cantidad y la calidad de los alimentos que tomamos son varios:

- Externos, como, por ejemplo, los hábitos sociales (reuniones, celebraciones, eventos diversos…), el color, el sabor, el olor de los alimentos o su presentación (más o menos apetitosos).
- Internos, como el aparato digestivo, el comportamiento de los distintos nutrientes dentro de nuestro cuerpo (proteínas, grasas, azúcares), la cantidad de grasa corporal que tenemos, los depósitos de glucógeno muscular y hepático (almacén de glucosa que tenemos en el músculo y en el hígado), el metabolismo celular y, por último, todo el sistema nervioso central.

No hay nada más sabroso que un alimento rico en azúcares y grasas. Todos tenemos en mente alguno en especial, aquel ante el que se nos hace difícil resistirnos. No te sientas mal por ello, todos tenemos el nuestro; es bueno no juzgarnos y aceptarlo tal y como es. La grasa aporta una gran palatabilidad (sabor, textura…) y esto puede contribuir a que aumentemos su consumo. El azúcar, por otro lado, proporciona un sabor agradable y una sensación transitoria de saciedad, sobre todo cuando se consume junto con grasa. La combinación de grasa y azúcar es muy atractiva porque estimula el centro de recompensa cerebral, que es una de las estructuras cerebrales más antiguas que tenemos y que hace que nos resulte muy gratificante y placentero consumir alimentos más ricos en calorías. Esto se muestra en la revista *Pharmacology and Toxicology*, en un artículo de 2012 titulado «Addiction circuit in the human brain». Y te preguntarás si no hay nada que hacer, si tu cerebro siempre disfrutará más comiendo alimentos más ricos en grasa y azúcar que otros más saludables. Pues sí hay otras opciones. Un estudio del año 2014 llamado «Pilot randomized trial demonstrating reversal of obesity-related abnormalities in reward system responsivity to food cues with a behavioral intervention» demostró que, con entrenamiento, somos capaces de disfrutar con los alimentos saludables. Y aquí es donde el mindful eating vuelve a aparecer; la importancia de la ingesta consciente será clave para revertir nuestras conductas más cavernícolas y compulsivas.

Que comas más o menos depende de la sensación de hambre o saciedad que tengas, pero no solo de esto. También depende del apetito, por lo que vamos a explicarte cada concepto desde un punto de vista científico:

¿Qué es el hambre?

Es el deseo o necesidad de ingerir un alimento que, sobre todo, aporte energía, con independencia de su origen. El hambre tiene dos componentes. El primero es objetivo, ya que se desencadena a través de una serie de contracciones del estómago después de horas de ayuno. Recuerda cómo te suenan las tripas cuando llevas tiempo sin comer nada. El principal disparador del hambre tiene que ver con el nivel de azúcar en sangre (glucemia), los ácidos grasos, los aminoácidos... El segundo es subjetivo y comprende todo aquello que implica la imaginación, el deseo de comida... Este segundo componente es el que puede verse alterado por factores como el estado anímico y puede desencadenar mayor sensación de hambre. ¿Qué alimentos te apetecen cuando tienes hambre y, al imaginarlos, te dan más hambre todavía? ¿Son los mismos que se te antojan cuando estás más decaído, cansado, estresado…?

¿Qué es la saciedad?

Es la sensación de plenitud y, a la vez, satisfacción física y mental que experimentas después de ingerir alimentos. Recuerda cómo te sientes tras haber comido algo que te apetecía y te sientes lleno. Eso es saciedad. Esta saciedad también pueden alterarla múltiples situaciones que veremos más adelante.

¿Qué es el apetito o antojo?

Muchas veces se confunde con el hambre y no es lo mismo. El apetito es más bien un deseo de tomar algún alimento que nos aporte nutrientes (azúcares, proteínas, grasas); podemos concretarlo más en antojo, en inglés *cravings*, que el *Cambridge Dictionary* define muy bien como un sentimiento fuerte de querer algo. En el apetito influyen múltiples variables, como por ejemplo los hábitos individuales (un vegetariano tendrá unos deseos muy diferentes de los de un omnívoro) y culturales (en determinadas culturas, los insectos son un manjar y en otras, todo lo contrario).

Además, este apetito pueden alterarlo otros elementos más complejos, como son las señales sensoriales (vista, gusto, olfato…) y gastrointestinales (como es el caso de la distensión o el aumento del tamaño del estómago cuando ingerimos alimentos), y también por la participación de algunas hormonas, como veremos en este capítulo.

Cuando tenemos hambre de verdad, cualquier alimento puede saciarnos, pero cuando estamos estresados o nerviosos, lo que tenemos es más bien antojo y tienden a apetecernos alimentos más ricos en azúcares y grasas.

Desde la perspectiva estrictamente científica, esta es la forma en que se entienden los mecanismos de ingesta. Sin embargo, la alimentación consciente clasifica el hambre de una forma distinta. Entiende que podemos experimentar diferentes tipos de hambre; no solo en respuesta a una necesidad fisiológica, sino a otras necesidades o deseos, tal y como veremos en el capítulo 3.

Balance energético

El equilibrio entre lo que comemos y lo que gastamos se denomina balance energético y puede afectar a nuestra saciedad. Se puede describir como un fenómeno bioconductual en el que influyen aspectos como la genética, la fisiología (cómo funciona nuestro cuerpo), el estilo de vida y el entorno, como se observa en el siguiente dibujo.

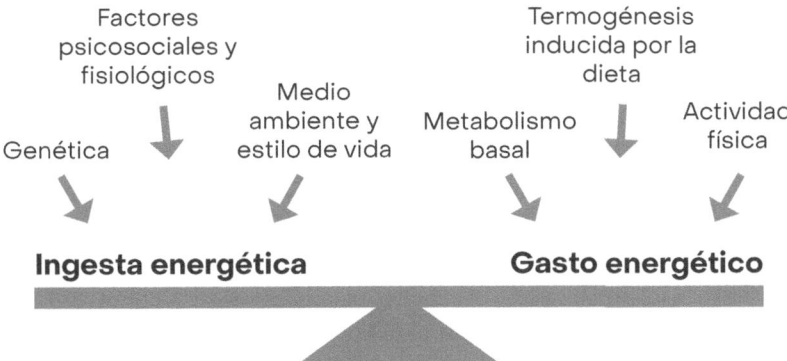

Para simplificar, cuando se altera este balance energético para primar el aumento de energía sobre el gasto, el peso corporal se incrementa mayoritariamente en forma de grasa; cuando es al revés, se pierde peso corporal, que puede ser tanto de grasa como de músculo, sobre todo si no se practica ejercicio físico.

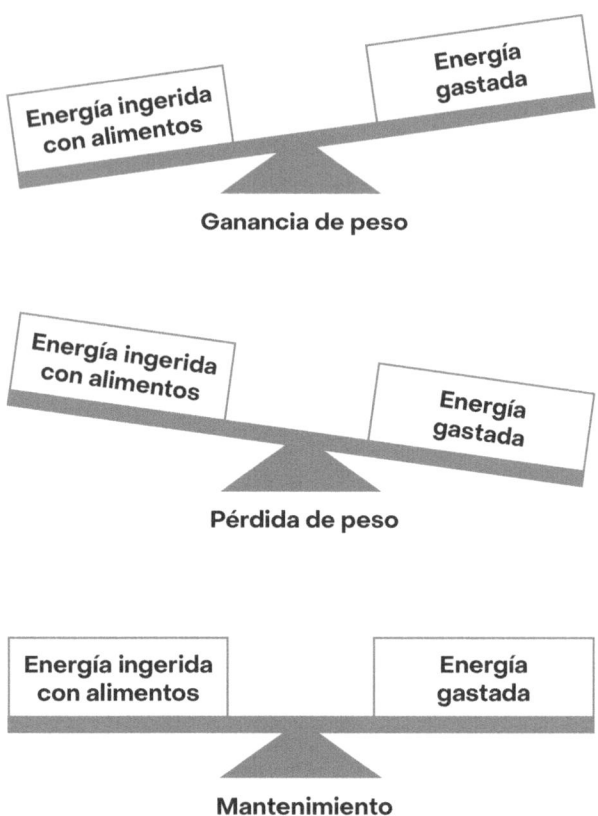

Ganancia de peso

Pérdida de peso

Mantenimiento

Retomando la idea del termostato que comentábamos al inicio de este capítulo, al comer demasiado, el termostato deja de funcionar correctamente y aumenta el calor hasta provocarnos sofocos y un brutal aumento de temperatura. Por tanto, el equilibrio entre la ingesta de energía en forma de alimentos y el gasto de energía es clave para mantener una buena salud, y esto suele reflejarse en el peso corporal.

¿Y quién se encarga de controlar este balance energético?

Pues bien, todo un complejo sistema formado por el sistema nervioso central (cerebro) y periférico (ramificaciones que salen del cerebro); el aparato digestivo a través del estómago, los intestinos, el hígado; los órganos endocrinos, como la glándula tiroides; y otros tejidos del cuerpo, como el tejido adiposo (grasa acumulada).

Gasto de energía, ingesta de alimentos y peso

Como hemos comentado, el gasto de energía, el consumo de alimentos y el peso se regulan a través del sistema nervioso mediante señales que emiten algunas hormonas y otras señales de las neuronas, que son las células del sistema nervioso, en este caso a través del aparato digestivo (que es el segundo órgano más rico en neuronas) u otros sistemas que hay en el cuerpo.

El sistema nervioso es el encargado de regular gran parte del gasto de energía, la ingesta de alimentos y el peso. Concretamente, es el hipotálamo el que regula la liberación de los péptidos, moléculas que, a su vez, controlan lo que comemos e influyen en nuestra elección de alimentos y en el uso que hace nuestro organismo de los distintos nutrientes que hemos ingerido (es decir, en nuestro metabolismo). Luego está el sistema endocrino, que depende del sistema nervioso, que libera hormonas que afectan a distintas partes de nuestro cuerpo.

El aparato digestivo es el segundo órgano del cuerpo más rico en neuronas (células del sistema nervioso).

Todo este sistema libera señales que pueden aumentar el apetito o reducirlo, lo que afectará a lo que comamos.

EJE HIPOTÁLAMO HIPÓFISIS

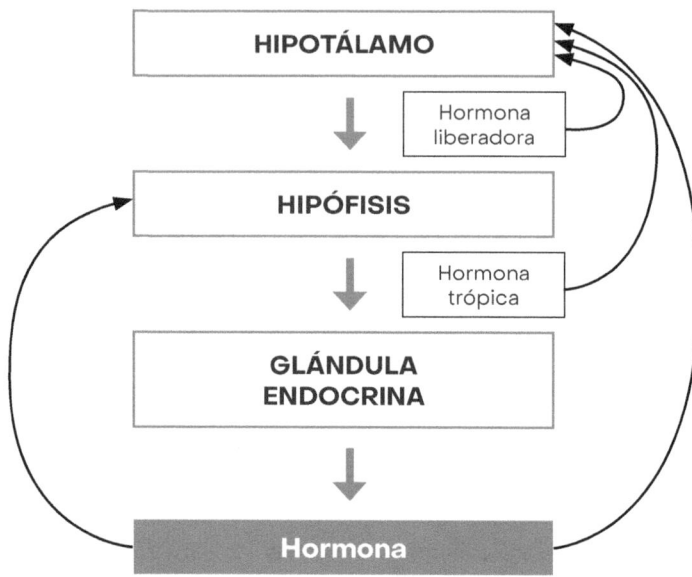

¿Qué elementos están implicados en este envío de señales que afectan a lo que comemos?

Existen muchas sustancias que se fabrican en diferentes tejidos del organismo, fuera del sistema nervioso, y que regulan el apetito aumentándolo o disminuyéndolo. Las más numerosas e importantes son las siguientes:

- **Neurotransmisores**: Transmiten información desde el cerebro y regulan la alimentación, preferencias alimentarias...
- **Neuropéptidos**: Muchos de ellos se encuentran en el aparato digestivo, envían señales desde allí hacia el cerebro y las reciben de él. Esta comunicación puede cambiar la conducta alimentaria según las necesidades de cada momento. Pueden indicar el tamaño de las porciones que ingerimos y generar señales de saciedad.

- **Hormonas**: Pueden regular también el apetito y la saciedad.
- **Nutrientes**: La glucosa y los ácidos grasos que se encuentran en las grasas alimentarias también influyen en la cantidad de alimento que tomamos.

A continuación, vamos a detallar las sustancias fabricadas en el hipotálamo (sistema nervioso), llamadas péptidos hipotalámicos, que pueden tener dos funciones:

- Reducción del apetito (anorexígeno)
- Aumento del apetito (orexígeno)

Péptidos que reducen el apetito (anorexígenos)

- **POMC:** Son las siglas de *proopiomelanocortina*. Su función principal es reducir la ingesta de alimentos cuando aumentan las reservas de grasa del organismo.
- **PPY:** Son las siglas de péptido Y. Se ocupa de reducir lo que comemos y aumentar el gasto de energía. Cuando comemos, el aparato digestivo lo fabrica y está presente en el sistema nervioso. En ayunas, sus niveles son bajos y cuando comemos, aumenta de forma importante, sobre todo una o dos horas después de ingerir alimentos, dependiendo del tipo de comida. Si esta es muy rica en grasa, se mantendrá elevada durante horas, dando sensación de saciedad. Quienes tienen obesidad producen menos que las personas de peso normal, lo que puede explicar los problemas de saciedad que aquellos pueden sufrir.
- **CKK:** Son las siglas de colecistoquinina. Su función principal es la de reducir lo que comemos a corto plazo. Se fabrica en el intestino cuando se ingieren, sobre todo, grasas. Esta molécula explica esa sensación de hartazgo o plenitud que tenemos cuando hemos comido algo rico en grasa y enseguida nos sentimos saciados.
- **GLP-1:** Son las siglas de un péptido similar al glucagón. Se fabrica en el sistema nervioso y en el aparato digestivo. Su función principal es reducir lo que comemos y hacer que la digestión sea más

lenta. Las personas con obesidad tienen niveles bajos, lo cual explicaría los problemas para saciarse.

Estos péptidos que reducen el apetito son los responsables, en parte, de lo que comentábamos en este capítulo sobre el hambre y la saciedad.

¿Por qué cuando comemos fuera y pasa tiempo entre el aperitivo y el inicio de la comida o entre el primer plato y el segundo se nos va el hambre? Porque ya se han liberado parte de estas moléculas y está surgiendo esa saciedad.

Apúntate este sencillo truco para cuando vayas a eventos sociales con mucha comida disponible si no quieres pasarte: llena el primer plato, pero espera un tiempo hasta el siguiente; a buen seguro, comerás menos cantidad.

Péptidos que aumentan el apetito (orexígenos)

- **GRELINA:** Se fabrica sobre todo en el aparato digestivo. Cumple dos funciones principales. La primera es que aumenta de forma importante la ingesta de alimentos, sobre todo a través de la vista, lo que explicaría por qué, al ver alimentos apetitosos, a muchas personas se les dispara el apetito. La segunda función es facilitar la digestión.
- **NPY:** Son las siglas de neuropéptido Y. Se fabrica en el sistema nervioso y estimula el apetito de forma potente. La insulina, que es una hormona importante de la que hablaremos más adelante, aumenta cuando ingerimos alimentos que contienen hidratos de carbono (pasta, arroz, patata, fruta…) y, al elevarse, se reduce la fabricación de NPY, lo cual puede ser muy interesante para disminuir sus efectos estimuladores del apetito. Esto puede explicar por qué los alimentos que contienen hidratos de carbono pueden ayudarnos a tener menos apetito, en contra de lo que piensan muchas personas, que criminalizan los hidratos de carbono. Esta acción sobre la NPY también la consiguen otras sustancias que detallaremos más adelante.

- **AgRP:** Fabricado principalmente en el sistema nervioso, su función es aumentar el apetito.
- **RESISTINA:** Es una proteína fabricada sobre todo por el tejido adiposo (grasa corporal). Las personas con exceso de peso suelen tener niveles más elevados de resistina que las que tienen peso normal.
- **OREXINA:** Su función principal se desarrolla en el sistema nervioso; puede aumentar el apetito, pero también tiene efectos sobre el gasto de energía por parte del cuerpo.

En resumen, podemos ver que los mecanismos de apetito y saciedad pueden ser algo complicados. Por un lado, la grelina, la orexina, la resistina, el NPY y el AgRP tienen un efecto estimulador del apetito y, por tanto, aumentan la ingesta de alimentos. Pero, por otro lado, el MC, la CKK, el PYY y el GLP-1 reducen el apetito, pues

Los alimentos que contienen hidratos de carbono (pasta integral, quinoa, arroz integral, fruta...) pueden ayudarnos a tener menos apetito.

provocan saciedad y hacen que se consuma menos alimento.

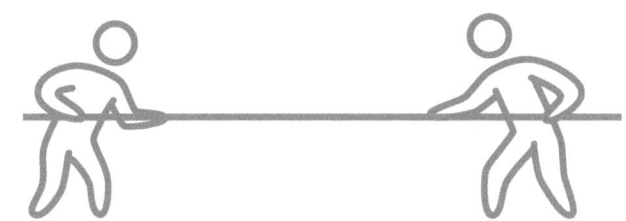

Péptidos orexígenos   **Péptidos anorexígenos**

Con todo esto podemos entender que hay mecanismos que disparan el hambre y otros que dan saciedad. Pero ¿qué hace que una persona tenga una determinada predilección y poco control en la ingesta de algunos alimentos como cruasanes, galletas de chocolate o dónuts y, en cambio, otros tengan una conducta alimentaria más proporcionada y sean capaces de controlar mucho mejor qué y cuánto ingieren?

¿Cómo se regula la ingesta de alimentos a corto plazo?

Con ingesta a corto plazo nos referimos a una comida en un momento puntual.

La regulación a corto plazo la producen, sobre todo, señales mecánicas, como la distensión (agrandamiento) del estómago al entrar en contacto con el alimento y las sustancias que segrega el aparato digestivo en ese momento, que estimulan los mecanismos de saciedad. En la ingesta de alimentos a corto plazo también influye el sistema nervioso, que, como hemos visto antes, dispone de múltiples mecanismos para aumentar el apetito.

El sistema nervioso puede verse afectado por nuestro estado emocional y por factores psicosociales, como las características específicas de la actividad laboral, la falta de recompensas, las falsas expectativas, las excesivas cargas familiares o laborales, las relaciones interpersonales y el apoyo social, que pueden provocar un incremento desmesurado del apetito, sin tener una necesidad fisiológica. Es lo que se denomina hambre emocional y la describiremos en el próximo capítulo.

Comer rápido puede hacer que comamos más de lo que en realidad necesitamos.

Desde que somos capaces de percibir el alimento se desencadena una serie de señales mediadas por el sistema nervioso que al final desembocan en la ingesta del alimento. El proceso es el siguiente:

Fase cefálica: Se origina a través de los sentidos (vista, olfato…). Cuando imaginamos un alimento, lo olemos o lo vemos, comenzamos a salivar. Este es un claro ejemplo de fase cefálica, en el que el proceso digestivo comienza en los sentidos. Empezamos a fabricar jugos digestivos (cuanto más palatable sea el alimento, más jugos fabricaremos), que estimularán, a su vez, toda la cascada de moléculas que hemos visto antes, responsables de regular el hambre y la saciedad.

Alimentación consciente

Fase gástrica: Lleva el alimento al estómago y posteriormente al intestino, donde tienen lugar la mayoría de los procesos de digestión y absorción.

Fase intestinal: El alimento, que en esta fase se denomina quimo, llega al intestino, donde continúa el proceso de digestión y absorción. Dependiendo de la calidad de la ingesta (más o menos rica en grasa, más o menos rica en azúcares), se activarán aún más todos los mecanismos de saciedad que hemos estado describiendo en este capítulo.

Si la ingesta de alimentos se produce a corto plazo y, además, de forma rápida o compulsiva, puede provocar que los mecanismos de saciedad no funcionen con tanta precisión, pues no damos tiempo a que se produzcan, las señales lleguen al cerebro y activen los mecanismos de saciedad. Además, a corto plazo muchas veces buscamos ese efecto hedonista de la alimentación. En un estudio denominado «Slow down: Behavioural and physiological effects of reducing eating rate», un grupo de personas que ingirió 600 kcal en 6 minutos presentó mayor placer y plenitud tras esta ingesta tan rápida, pero también tomaron más alimentos tres horas después, que otro grupo que comió más despacio y disfrutó algo menos. Esto explicaría que comer rápido altera estos procesos de hambre y saciedad, y puede hacernos comer más cantidad de alimento de la que necesitamos.

¿Cómo se regula la ingesta de alimentos a largo plazo?

La ingesta a largo plazo estaría representada por lo que comemos a lo largo de uno o varios días; es, pues, más prolongada en el tiempo que la ingesta a corto plazo, que es algo puntual.

En la ingesta de alimentos a largo plazo intervienen otro tipo de señales que provienen de diferentes partes del cuerpo (órganos y sistema nervioso). Así como la ingesta a corto plazo podía estar influida por el sistema nervioso o bien por los propios efectos mecánicos del alimento sobre el aparato digestivo, a largo plazo lo que comemos se equilibra con el gasto real de energía de nuestro cuerpo. Esto provoca que tengamos una determinada conducta alimentaria con más apetencia por alimentos dulces, problemas de saciedad… En esta regulación de lo que comemos y lo que gastamos a largo plazo participan el tejido adiposo (grasa corporal) y los neurotransmisores del sistema nervioso. Aquí es donde intervienen dos hormonas fundamentales, como son la insulina y la leptina, esta última conocida como la hormona de la saciedad.

LEPTINA

Fabricada sobre todo por el tejido adiposo (grasa corporal), su concentración está directamente relacionada con la cantidad de tejido adiposo (grasa acumulada). Se desplaza desde la grasa corporal hacia el sistema nervioso y produce un efecto saciante. Inhibe el NPY que vimos antes (estimulador del apetito) y, además, provoca un aumento del gasto de energía, lo que puede asociarse a una reducción del peso corporal. La disminución de leptina tendrá el efecto contrario, pues aumentará nuestra demanda de alimento por falta de saciedad.

Leptina		Grelina
−	Ingestión de comidas	+
+	Gasto energético	−
+	Catabolismo de grasas	−
−	Glucosa en plasma	+
↓	Peso corporal	↑

Cuanto más alimento ingieren las personas que no tienen problemas de peso, más leptina fabrican y mayor sensación de saciedad tienen. Se presupone que las personas con exceso de peso, al tener mayor cantidad de grasa corporal, fabrican más leptina a partir de esta grasa, y, por tanto, aumentará más la leptina cuando coman. Pero en estas personas el efecto saciante no es tan efectivo, por una situación denominada resistencia a la leptina. Esta resistencia puede explicar por qué tienen problemas de saciedad, igual que ocurre con las personas que llevan haciendo dieta mucho tiempo, ya que la restricción de calorías de forma mantenida también puede dañar el funcionamiento correcto de la leptina. Además, la restricción de calorías también acaba provocando un estancamiento en la pérdida de peso, a lo que hay que sumar los daños en los mecanismos de apetito y saciedad. Esto mismo también lo recoge el Center for Mindful Eating en su documento de posicionamiento, donde no apoya una alimentación restrictiva como enfoque para el control eficaz del peso. Una alimentación restrictiva puede implicar efectos físicos y psicológicos que interfieren con el sistema de regulación del peso del cuerpo, como estamos viendo en este capítulo. Cuando la persona come de forma consciente, puede perder peso, pero el foco no está puesto en ello. Aunque parezca una paradoja, si quieres perder peso, tienes que dejar de pensar en perder peso.

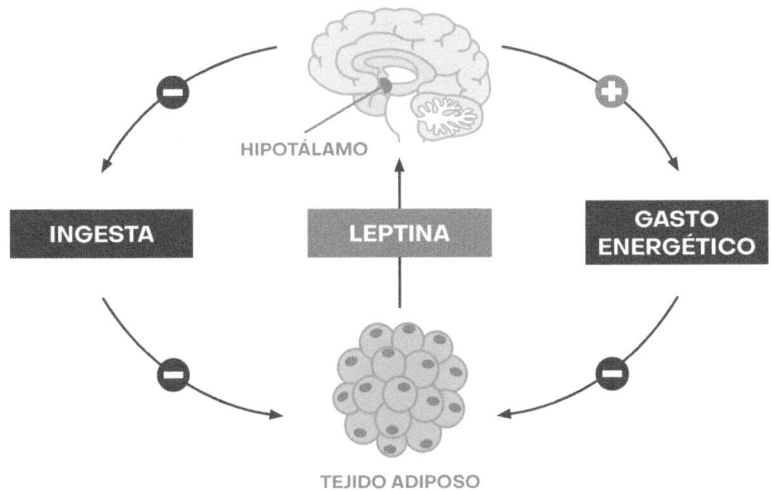

Además, en relación con la leptina, tener unos niveles tan altos, como ocurre en personas con un exceso de peso importante, se asocia a procesos inflamatorios y mayor riesgo de sufrir ciertas enfermedades, como diabetes, aumento de colesterol, riesgo cardiovascular…

¿Qué es el estancamiento de peso?

Hablamos de estancamiento cuando una persona come cada vez menos cantidad de alimento, pero no consigue bajar de peso, además de tener cada vez más apetito. Una de las consecuencias de este fenómeno es el impacto negativo sobre las hormonas sexuales, tanto en hombres como en mujeres; en las hormonas tiroideas, y en el aumento del cortisol (la hormona del estrés), lo que produce un aumento del depósito de grasa a nivel abdominal. Todo ello hace que disminuya la velocidad metabólica (el gasto de energía necesario para realizar las funciones normales del organismo), también llamada termogénesis adaptativa. Esto quiere decir que el cuerpo se adapta a esta restricción de calorías porque interpreta que no va a haber alimento, se pone en modo reposo y gasta menos calorías. Por eso, al inicio de este capítulo incidíamos en que estamos preparados para vivir con poco alimento. Esta situación se produce con más frecuencia en las personas que hacen dieta restrictiva y que no practican ninguna actividad física.

Además, esto aumenta mucho el riesgo del efecto rebote, que consiste en que, cuando vuelven a ingerirse alimentos de forma normal, se produce una ganancia de peso importante, sobre todo a partir de grasa corporal. Al tener menor capacidad para gastar energía, cualquier ingesta supone un exceso y el cuerpo lo almacena en forma de grasa. Es la pescadilla que se muerde la cola.

¿Y qué podemos hacer para evitarlo?

Lo primero es poner en práctica todo lo que vas a aprender en este libro en relación con la alimentación consciente, porque conseguirás cambios en tu sistema nervioso y sobre tus señales de saciedad. Segundo, a nivel nutricional, también puedes ayudarte. Un estudio denominado MATADOR, publicado en el año 2018, evaluó a 51 personas con obesidad, a las que repartió en dos grupos. Uno hizo una dieta restrictiva durante 16 semanas y el otro hizo dos semanas de restricción con dos semanas de dieta normal (normocalórica). El grupo que incorporó las dos semanas de descanso perdió un 50 % más de peso. Seis meses después de terminar la intervención, comprobaron que el grupo con déficit calórico constante había sufrido un rebote (aumento de peso) mucho mayor. Recuperó el 70 % del peso perdido, respecto a tan solo el 30 % del grupo que había hecho las semanas de descanso.

La restricción de alimento constante puede provocar un aumento de la grasa abdominal.

A nivel fisiológico, los descansos reducen las adaptaciones metabólicas asociadas a las dietas clásicas y resetean el funcionamiento de la leptina mejorando su funcionamiento. Los ayunos intermitentes breves elevan el metabolismo, pero las restricciones calóricas prolongadas lo ralentizan y favorecen el estancamiento. La restricción constante de alimentos disminuye la leptina; afecta negativamente a la glándula tiroides, como hemos visto; a los niveles de triptófano (el precursor de la serotonina), que regula el estado de ánimo; eleva el cortisol (la hormona del estrés), que destruye músculo y aumenta el almacenamiento de grasa abdominal, y afecta a las hormonas asociadas al hambre.

Te presentamos a continuación una nueva estrategia que ha demostrado su eficacia en la mejora del funcionamiento de la leptina. Se llama recarga (o *refeed*). Consiste en incluir períodos de mayor consumo de calorías y carbohidratos dentro de una dieta hipocalórica prolongada. Es tan sencillo como incorporar hidratos de carbono en cantidades de 100-150 g mínimo al día: 100 g de pan integral contienen unos 65 g de hidratos de carbono; una fruta, unos 14 g, y 40 g de arroz integral, unos 28 g.

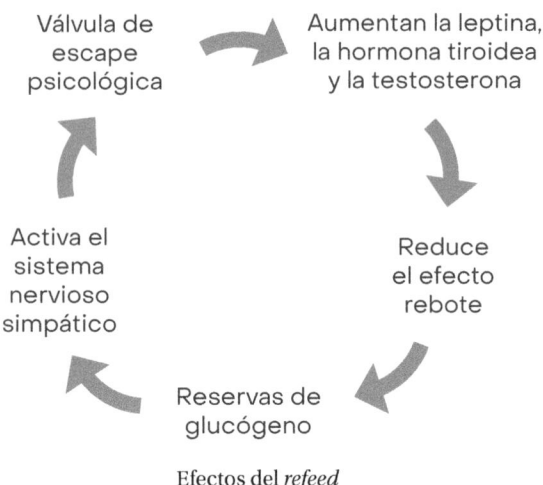

Efectos del *refeed*

Estos alimentos ricos en hidratos de carbono de calidad tienen fibra y son ricos en nutrientes. Tienen efectos saciantes por la fibra y, como hemos visto, elevan la insulina que reduce el NPY (el péptido que aumenta el apetito). Además, cuentan con un efecto positivo sobre el gasto de energía por parte del organismo gracias a la activación del sistema nervioso, al mejor funcionamiento de la leptina y de las hormonas tiroideas... El *refeed* es una estrategia muy interesante para evitar estas situaciones y es efectiva tanto en la ingesta a corto como a largo plazo. Puedes obtener más información en el artículo publicado en la revista Journal of Clinical Endocrinology and Metabolism titulado «Effect of fasting, refeeding, and dietary fat restriction on plasma leptin levels», y en el libro *A guide to flexible dieting*.

INSULINA

Se fabrica en el páncreas y tiene capacidad para aumentar la necesidad de ingerir nutrientes a corto plazo. La mayor fabricación de insulina se produce tras la ingesta de alimentos ricos en hidratos de carbono. Esto provoca que las células del organismo puedan utilizar la glucosa y también almacenar el excedente en forma de grasa. También llega al sistema nervioso al cabo de unas horas de haber comido y allí ejerce un efecto positivo sobre la saciedad. Con la insulina ocurre algo parecido a lo que sucede con la leptina: la resistencia a la insulina consiste en tener niveles elevados de insulina en sangre, pero como no ejerce correctamente su función, provoca el aumento de los niveles de azúcar en sangre, lo que predispone a la diabetes tipo 2 y la obesidad. Como solución preventiva, es aconsejable realizar alguna actividad física para mejorar el funcionamiento de la insulina y seguir una dieta lo más saludable, rica en frutas y verduras y productos integrales.

ADIPONECTINA

Es una proteína fabricada por el tejido adiposo (grasa corporal) y que se libera a la sangre. Parece ser que, cuanta más grasa visceral (entre órganos), que es la más perjudicial para la salud, menor nivel de adiponectina. Las concentraciones de adiponectina son menores en personas con obesidad, diabetes tipo 2 y enfermedad arterial coronaria, lo que puede ser indicativo de un peor pronóstico en estas enfermedades. La adiponectina mejora el funcionamiento de la insulina y ayuda a reducir la ingesta de alimentos. Por ello, los niveles bajos de adiponectina afectarán negativamente al peso corporal y la salud. Para aumentar el nivel de adiponectina podemos practicar actividad física regular que ayude a reducir grasa visceral, y reducir las grasas trans que se encuentran en productos procesados y ultraprocesados y que, según parece, aumentan la grasa visceral.

Como ves, la regulación de la ingesta a corto y largo plazo está mediada por diferentes mecanismos (leptina, insulina y adiponectina...). Las señales que se producen a corto plazo interaccionan con las señales a largo plazo que permiten mantener un balance de energía adecuado, controlar los mecanismos de hambre y saciedad, y hacer que el cuerpo gaste más energía, lo cual mejorará la salud.

¿Cómo podemos actuar nosotros a la hora de comer para beneficiarnos de estos mecanismos de saciedad que nos permitan hacer una ingesta alimentaria más controlada?

Un estudio publicado en la revista *Nutrients* en diciembre de 2018 investigó el efecto que tiene la velocidad de la alimentación en las respuestas posteriores a las comidas. En él participaron veintiuna personas sin exceso de peso con una media de edad de 23 años. Un grupo consumió una comida de 600 kcal en 6 minutos, y en 24 minutos el otro grupo. Inmediatamente después, los participantes calificaron cuánto habían disfrutado y la satisfacción que habían sentido después de comer. Se hizo una resonancia magnética 2 horas después de la comida, durante una tarea que les permitía recordar la comida que habían ingerido. Por otro lado, se midió el apetito, el péptido YY y la grelina tanto al inicio del estudio como cada 30 minutos durante 3 horas. Los participantes recibieron una merienda *ad libitum*; esto es, podían comer lo que quisieran tres horas después de haber tomado la comida.

El grupo de ritmo lento (los que comieron en 24 minutos) informó de mayor saciedad después de la comida y mostró niveles menores de grelina en sangre. Además, este grupo recordó su comida de manera más vívida y precisa. En la ingesta libre, tres horas después de esta comida para la que habían empleado 24 minutos, este grupo consumió un 25 % menos de bocadillos que el grupo que comió más rápido. Con este estudio se comprueba que comer más despacio y con conciencia (alimentación consciente) tiene un impacto positivo en los mecanismos de saciedad a corto y largo plazo.

Como se ha comentado, muchas personas utilizan la alimentación consciente, o mindful eating, para perder peso, y eso es un error. El mindful eating va a ayudarte a conocerte mejor y a respetar tus señales fisiológicas a partir de la comida consciente. Del mismo modo, es importante conocer algunas cuestiones a nivel nutricional que te ayudarán a saber qué se considera una cantidad normal o una cantidad excesiva de comida.

Calorías *vs.* volumen

Una forma de sentirte más saciado y cuidar tu salud es reducir el consumo de alimentos superfluos como los azúcares y las grasas; utilizar cocciones como al vapor, hervidas, a la plancha o al horno, y optar por alimentos que aporten más volumen y menos calorías. En lo que respecta a los alimentos, este es otro tema interesante, porque los que aportan más volumen, como los ricos en fibra, ayudarán a generar mayor saciedad cuando entren en contacto con el aparato digestivo. Como hemos visto en este capítulo, en muchas ocasiones comemos según el aspecto de los platos, y la grelina es la responsable de ello en la mayoría de los casos. Cuando tienes hambre, el cerebro suele escoger aquella opción que considera que contiene más cantidad. Esto lo utilizan las cadenas de comida rápida cuando por un euro más te ofrecen casi el doble de comida. Pues bien, ¿qué hace nuestro cerebro cavernícola? Ya te lo puedes imaginar. Recuerda que, por norma general, los alimentos vegetales aportan un volumen muy superior con muchas menos calorías que los productos animales y generan mayor saciedad.

¿Qué hacemos con los hidratos de carbono y la carbofobia?

Hoy en día existe, en una parte importante de la población, una fobia totalmente infundada a los hidratos de carbono, que algunos denominan carbofobia. Ya hemos visto que los hidratos de carbono desempeñan una función clave para resetear la leptina.

De poco sirve eliminarlos de la dieta; es preciso controlarlos y escogerlos adecuadamente. Puedes encontrarlos en muchos alimentos, entre los que destacan los cereales integrales (arroz, trigo, avena, cebada, centeno, maíz…), las frutas, algunas hortalizas, los tubérculos, los frutos secos y las legumbres.

Según la Agencia Europea de Seguridad Alimentaria, el consumo del 50 % de las calorías a partir de hidratos de carbono complejos (integrales, ricos en almidón) se asocia a un índice de masa corporal menor en personas sanas. La antigua ADA (American Dietetic Association), hoy llamada Academia de Nutrición y Dietética, dice que la reducción muy drástica de la ingesta de hidratos de carbono no aporta beneficios claros en la pérdida de peso a largo plazo en comparación con una dieta normal. Esto confirma de nuevo que lo mejor es seguir una alimentación saludable, sin las limitaciones estériles e incluso perjudiciales que establece la restricción de algunos grupos de alimentos.

¿Cuántos hidratos podemos comer?
En una dieta normal, bastará con una ingesta de 3-5 g de hidratos de carbono por kg de peso al día.

EJEMPLO: Mujer de 53 kg × 4 = 212 g/día
¿Cómo alcanzar esta cantidad?
Los siguientes alimentos contienen estas cantidades de hidratos de carbono:

- 200 g de zanahoria: 14 g de hidratos de carbono
- 200 g de manzana: 24 g de hidratos de carbono
- 200 g de lenteja cocida: 109,6 g de hidratos de carbono
- 100 g de copos de avena: 66,6 g de hidratos de carbono

Total: 214 g de hidratos de carbono
Fuente: Base de Datos Española de Composición de Alimentos (*BEDCA*)

¿Qué hacemos con las proteínas y la afición a las dietas altas en proteínas?

Las proteínas son saciantes y fundamentales para mantener nuestra salud en perfectas condiciones. Lo mejor es encontrar el equilibrio entre proteína animal y vegetal (lo ideal sería ingerir un 50 % de cada una), que puedes encontrar en carnes, pescados, huevos, legumbres, cereales, frutos secos… Incluso una alimentación 100 % vegetariana, bien estructurada y supervisada por un profesional, va a aportarte todos los nutrientes necesarios, además de ser también saciante.

¿Cuántas proteínas podemos comer?
Basta con ingerir 1 g de proteína por kg de peso al día.

EJEMPLO: Mujer de 53 kg × 1 = 53 g/día
Los siguientes alimentos contienen estas cantidades de proteína:

- 200 ml de leche semidesnatada pasteurizada: 6,4 g de proteína
- 1 yogur natural: 5,3 g de proteína
- 250 g de merluza fresca: 30 g de proteína
- 100 g de pan integral: 10,9 g de proteína

Total: 52,6 g de proteína
Fuente: Base de Datos Española de Composición de Alimentos (*BEDCA*)

Como puedes observar, la ingesta de proteínas es muy fácil de cubrir. No es necesario ingerir grandes cantidades de proteína, ya que una dieta con alimentos básicos te aportará lo que necesitas.

¿Y las grasas?

Las grasas desempeñan una función importante sobre la saciedad; además, son nutrientes básicos para nuestra salud. Puedes encontrarlas en el aceite de oliva, las semillas, el aceite de semillas, el aguacate, los frutos secos… También tienen cierta mala prensa. Según el estudio PREDIMED (http://www.predimed.es), el aceite de oliva no se asocia a ganancia de peso corporal, sino todo lo contrario, pues ayuda a reducirlo y disminuye el perímetro de la cintura. Por lo tanto, si vives en el país del aceite de oliva, aprovecha para consumirlo, mejor virgen extra, y en las cantidades adecuadas.

¿Cuántas grasas podemos tomar?

Basta con ingerir unos 1-1,5 g por kg de peso al día.

EJEMPLO: Mujer de 53 kg × 1 g = 53 g/día
Los siguientes alimentos contienen estas cantidades de grasa:

* 40 g de aceite de oliva: 40 g de grasa
* 30 g de nueces: 3,72 g de grasa
* 200 ml de leche entera: 7,06 g de grasa

Total: 50,78 g de grasa
Fuente: Base de Datos Española de Composición de Alimentos (*BEDCA*)

A nivel cualitativo, también hay otras estrategias muy útiles que pueden ayudarte a determinar qué cantidad es normal y cuál es excesiva.

Las grasas desempeñan una función importante sobre la saciedad; además, son nutrientes básicos para la salud. Puedes encontrarlas en el aceite de oliva, las semillas, el aceite de semillas, el aguacate, los frutos secos...

Con los pacientes que quieren saber cuánto es mucho y cuánto es lo aconsejable, empleamos el método de la mano. En la parte izquierda de la ficha que te mostramos a continuación puedes observar a qué equivale una ración en función del tamaño de tu mano.

Por ejemplo, una pieza de fruta o una ración de carne o pescado sería el equivalente a lo que te cabe en una mano; una ración de verduras equivale a lo que te cabe en las dos manos juntas, y así con el resto de los grupos de alimentos.

Una vez que conoces más o menos el volumen, se trata de respetar tus señales de hambre y saciedad, practicando la alimentación consciente y adaptando esas raciones a tus necesidades reales.

En el caso de los niños, también es aconsejable disponer de métodos fáciles. Te proponemos el mismo sistema adaptado a niños de entre 3 y 14 años en el siguiente gráfico.

El método de la mano

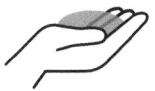

FRUTA

· ≥ 3 raciones/día

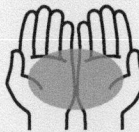

VERDURAS Y HORTALIZAS

· ≥ 2 raciones/día
· Combinar las raciones en crudo y cocido

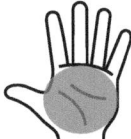

CARNE Y PESCADO

· 3-4 raciones de cada/semana

*el grosor se mide con el dedo meñique

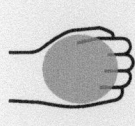

CEREALES, TUBÉRCULOS Y LEGUMBRES

· 4-6 raciones/día de cereales y tubérculos
· 2-4 raciones/semana de legumbres

*porción indicada en crudo

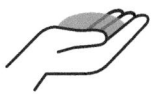

GRASAS SALUDABLES

· 3-7 raciones/semana de frutos secos
· 3-6 raciones/día de aceite de oliva

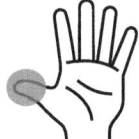

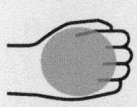

LECHE Y DERIVADOS

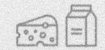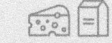

· 2-4 raciones/día

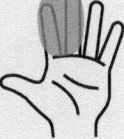

El método de la mano Etapa escolar, 3-14 años
Tamaño de la mano de un niño

RACIÓN GRÁFICA FRECUENCIA DE CONSUMO

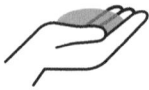

FRUTA

· ≥ 3 raciones/día

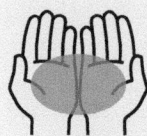

VERDURAS Y HORTALIZAS

· ≥ 2 raciones/día
· Combinar las raciones en crudo y cocido

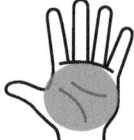

CARNE Y PESCADO

· 3-4 raciones de cada/semana

*el grosor se mide con el dedo meñique

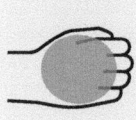

CEREALES, TUBÉRCULOS Y LEGUMBRES

· 4-6 raciones/día de cereales y tubérculos
· 2-3 raciones/semana de legumbres

*porción indicada en crudo

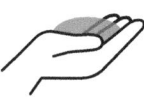

GRASAS SALUDABLES
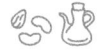 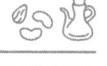
· 3-4 raciones/semana de frutos secos
· 3-6 raciones/día de aceite de oliva
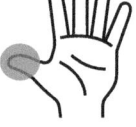

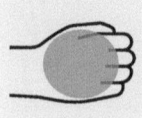

LECHE Y DERIVADOS
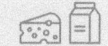 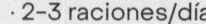
· 2-3 raciones/día
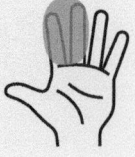

Adaptado de Dietitians of Canada, 2015

Alimentación consciente

Esperamos que tanto lo que hemos explicado en este capítulo sobre cómo funcionan el apetito y la saciedad como las indicaciones acerca de cómo llevar una buena alimentación te ayude y te sirva. Una publicación reciente de la International Society of Sports Nutrition sobre dietas y composición corporal concluye que la clave para el éxito de la pérdida de peso a largo plazo parece estar relacionada con el desarrollo de las habilidades y estrategias de adherencia para efectuar cambios en la dieta, el ejercicio y la actividad física en general; para ello, una vez más, el mindful eating y el mindfulness se convierten en herramientas claves.

Son importantes porque muchas de las estrategias que necesitas aprender en realidad no guardan relación con calmar el hambre fisiológica, sino con calmar el hambre emocional, que en muchas ocasiones viene provocada por estrés o ansiedad. En los momentos de estrés, decirte a ti mismo que dejes de comer NO FUNCIONA. De hecho, cuando estás estresado y te dices: «¡Venga! ¡Sé fuerte! ¡No decaigas!», esto te genera más estrés y más lucha interna, y es justo lo que no necesitas. Cuando estás sobrepasado, cuando el estrés se te escapa por los poros, no debes exigirte ser más fuerte y tener más fuerza de voluntad. La exigencia es gasolina para los atracones.

Lo que necesitas para tomar el control del hambre emocional es tener un plan. Y no solo afecta a qué comer, cuándo comer o qué cantidad comer; es más bien acerca de cómo cuidarte, respetarte y amarte incondicionalmente, proporcionándote actividades que te satisfagan, tiempo para ti y palabras amables que supongan un masaje para tu alma. No te juzgues, acepta la situación y verás como el nivel de estrés se reduce.

> Lo que necesitas para tomar el control del hambre emocional es tener un plan.

Te contamos la historia de Rosalía, una de nuestras pacientes. Llevaba días sin perder el control, pero ya por la mañana sabía que la tarde iba a ser difícil. Un pensamiento la asaltó: «Vaya día llevas de estrés. Cuando salgas, te comerás los dónuts de chocolate». Fue muy fugaz, pero ese destello fue suficiente para que supiera que, desde ese momento, iba a resultarle muy difícil no hacer lo que su mente le había anunciado. Al final, al salir de la oficina, se comió los dónuts; lo extraño es que no valía cualquier dónut ni de cualquier supermercado; tenían que ser los que su pensamiento le había indicado. Antes de comprarlos era consciente de que iba a hacer algo que, en realidad, no quería; sin embargo, lo hizo. Era como si una parte de sí misma se observara desde fuera haciendo algo de lo que sabía que se iba a arrepentir. Sin embargo, el impulso era tan fuerte que no era capaz de rectificar. Se los compró con una sensación agridulce mitad culpa mitad deseo. Al comerlos, después de un tiempo moderando el azúcar en su dieta, notó el sabor intenso y también la cantidad inmensa de azúcar que llevaban. Le gustaron. Estaban ricos. Y le acudió a la mente otro pensamiento: «¿Cómo no voy a querer comer esto con lo buenísimo que está?». Entonces se asustó, porque no quería que su mente grabara esa asociación: comer dónut de chocolate = momento placentero.

Compartió el relato con nosotros completamente angustiada. Apuesto a que el episodio de Rosalía te resulta familiar. ¡Qué difícil es no dejarse llevar por la gula cuando uno está estresado y cansado! Pues eso es lo que pretendemos con este libro: que aprendas estrategias de mindfulness y mindful eating que te permitan elegir y controlar tus decisiones en lo que respecta a la alimentación. Queremos que hagas las paces con la comida y que dejes de luchar.

Comprendemos perfectamente a Rosalía: «Entiendo que estés angustiada, eso es una muestra de tu responsabilidad. Sin embargo, que te presiones o te juzgues mal no va a hacer que dejen de gustarte los dónuts. Si te parece bien, vamos a ver de qué otra forma puedes afrontar esta situación para que no vuelva a pasarte. Vamos a establecer el plan que vas a seguir la próxima vez que te pase».

Después de seguir muchas dietas, de estar viviendo durante mucho tiempo en ese círculo de hambre emocional, uno pierde la capacidad de diferenciar entre el hambre fisiológica y el hambre emocional. Por eso es tan importante que aprendas a conectar con tu cuerpo y a reconocer las señales de hambre y de saciedad.

Vamos a compartir contigo algo que quizá te rompa los esquemas. Presta mucha atención: que te apetezca algo no significa que tengas que hacerlo; es decir, que tengas ganas de comerte algo no significa que tengas que comerlo. Puedes elegir no hacerlo. No puedes evitar sentir deseo por un alimento, como le pasó a Rosalía con su dónut; estamos programados para ello desde tiempos primitivos. Esas señales continuarán apareciendo sin que quieras, pero sí puedes cambiar la forma en que te relacionas con esos antojos: los pensamientos que te generan, las imágenes mentales y las sensaciones corporales de deseo. Rosalía tenía pensamientos del tipo «cuando salga, voy a comerme los dónuts», «he tenido un día muy duro», «me lo merezco», «ya dejaré de comerlos mañana»… Además, le acudían a la mente imágenes comiéndose los dónuts y una sensación corporal que podríamos definir como una presión en el pecho. Esa sensación es distinta de la que experimenta cuando siente hambre porque hace rato que no ha comido y le ruge el estómago. En ese momento lo que siente es una presión que necesita liberar y lo primero que su cerebro le empuja a hacer es comer esos dónuts de chocolate.

No es la necesidad de saciar el hambre lo que mueve a Rosalía, sino la búsqueda de satisfacción. Y la clave para no recurrir a la comida en ese momento es preguntarse: «Si no estoy satisfecha en este momento, ¿qué necesito para estarlo?». A lo mejor lo que necesita es despejarse después de todo un día de trabajo en la oficina o buscar una válvula de escape para tanto estrés acumulado.

En esas situaciones la comida, o comer más comida, no va a darte la satisfacción que necesitas. Se puede estar lleno y no satisfecho. Se puede estar satisfecho sin llenarse de comida.

A menudo, ese momento cavernícola de impulso incontrolado por la comida coincide con momentos en los que vas con el piloto automático. Por ese motivo, la atención plena es la clave para cortar el vínculo entre las señales, el antojo y tu respuesta a ellas; es decir, tu comportamiento adictivo con el alimento. Es como si antojo e ingesta compulsiva estuvieran unidos por un cable y el hecho de practicar la atención plena te permitiera cortar esa comunicación. Eres consciente de todo ese conjunto de pensamientos, imágenes y sensaciones corporales que te despierta el hecho de comer un dónut, pero eres capaz de verlo como lo que es, solo una representación de la realidad en tu mente, no la realidad en sí misma.

Es como el GPS del coche: la voz del navegador te indica por dónde debes ir, pero tú puedes ignorar esa indicación y escoger otra alternativa si consideras que es mejor para ti. Practicar mindfulness te permitirá ser consciente de cuál es el camino que te hace seguir la voz del navegador y valorar si ese es el destino al que realmente quieres dirigirte. Te dará el poder y la flexibilidad psicológica de responder a tus deseos como tú quieras. Habrá momentos en los que te permitirás comer ciertos alimentos y otros en los que concluirás que es mejor no hacerlo, pero en todos los casos serás tú quien decida.

PRÁCTICA

Te proponemos un ejercicio práctico para que experimentes cómo se comportan en tu cuerpo determinados alimentos, dependiendo de su composición.

Primero, debes acudir a un establecimiento de comida rápida y pedir una hamburguesa sencilla (pan, carne, cebolla, pepinillo, lechuga), y ketchup si te apetece. Cómela de forma consciente, masticando con tranquilidad, y experimenta todo lo que ocurre en tu cuerpo mientras tanto.

Si eres vegetariano, puedes hacer lo mismo, pero en lugar de carne, una que lleve producto vegetal; eso sí, ha de ser en un establecimiento de comida rápida.

Segundo, prepara en casa una hamburguesa con los mismos ingredientes y aproximadamente del mismo tamaño que la que te sirvieron en el establecimiento (pan de calidad, carne de calidad, cebolla, pepinillo, lechuga) y ketchup si te gusta. Cómela de forma consciente, masticando con tranquilidad, y experimenta todo lo que ocurre en tu cuerpo mientras tanto.

Si eres vegetariano, puedes hacer lo mismo, pero en lugar de carne, que lleve producto vegetal; eso sí, ha de ser el mismo producto y de la mejor calidad.

Una vez que hayas hecho esta práctica, pregúntate lo siguiente:

- ¿Qué has experimentado al comer una y otra?
- ¿Cuánto tiempo has tardado en tragar cada bocado en una y en otra?
- ¿Cuál te ha saciado más a corto, medio y largo plazo?
- ¿Con cuál has disfrutado más?
- ¿Cómo te has sentido de energía y estado de ánimo tiempo después de haber comido cada una?

IDEAS CLAVES DEL CAPÍTULO

- Genéticamente, estamos más preparados para vivir con poco alimento.
- Un consumidor que compra en una gran superficie puede enfrentarse a más de 8.000 productos diferentes, la mayoría procesados y ultraprocesados (ricos en azúcares, grasas, sal...), y muchos de ellos con una vida media menor a los cinco años.
- La combinación de grasa y azúcar es muy atractiva porque estimula el centro de recompensa cerebral, que es una de las estructuras cerebrales más antiguas que tenemos, que hace que comerlas nos resulte muy gratificante y placentero.
- Somos capaces de disfrutar a partir de alimentos saludables.
- La importancia de la ingesta consciente será clave para revertir nuestras conductas más cavernícolas y compulsivas.

- Tomar alimentos y esperar un tiempo hasta el siguiente plato hará que comamos menos cantidad si es que este es nuestro objetivo.
- Algunos alimentos que contienen hidratos de carbono pueden ayudarnos a tener menos apetito.
- La ingesta de alimentos a corto plazo y de forma rápida o compulsiva puede provocar que los mecanismos de saciedad no funcionen con tanta precisión.
- El Center for Mindful Eating no apoya una alimentación restrictiva como enfoque para el control eficaz de peso.
- Una alimentación restrictiva puede implicar efectos físicos y psicológicos que interfieren con el sistema de regulación del peso del cuerpo.
- Una consecuencia de la ingesta consciente de alimentos es la pérdida de peso, pero el foco no está puesto en ello.
- Practicando el mindful eating conseguirás cambios en el sistema nervioso y sobre las señales de saciedad.
- Comer más despacio y con conciencia (mindful eating) tiene un impacto positivo en los mecanismos de saciedad a corto y largo plazo.
- Mindful eating y mindfulness se convierten en una herramienta clave para calmar el hambre emocional, que en muchas ocasiones viene provocada por estrés o ansiedad.
- No te juzgues; acepta la situación y verás como se reeduca el nivel de estrés.
- Que te apetezca algo no significa que tengas que comerlo.

3

COMER ATENTOS

Cuando comas, come.
Cuando duermas, duerme.

Maestro zen

Principios de la alimentación consciente

Vamos a proporcionarte un dato impactante: pasamos casi la mitad de la vida ensimismados en nuestros propios pensamientos. Un estudio publicado en la revista *Science*, llevado a cabo por los psicólogos Matthew A. Killingsworth y Daniel T. Gilbert, investigadores de la Universidad de Harvard, mostró que nuestra mente pasa el 46 % del tiempo divagando; es decir, no experimentamos lo que está sucediendo, sino que nos perdemos esa experiencia. Cuando divagas, tu mente, en lugar de prestar atención a la tarea que está desarrollando, activa la red neuronal por defecto y funciona en piloto automático. Esta capacidad de la mente, que nos resulta útil en ocasiones, está convirtiéndose en un problema. ¿Por qué? Porque nos acostumbramos a funcionar en piloto automático y no prestamos atención.

Como imaginarás, no estar presente en el día a día de tu vida no es nada conveniente. De hecho, el estudio liderado por Killingsworth muestra que las personas somos más felices cuanto menos divaga nuestro pensamiento. Por cierto, si quieres participar en su estudio, puedes entrar en www.trackyourhappiness.org y descargarte una aplicación que han desarrollado específicamente para su investigación y que actualmente utilizan más de cinco mil personas.

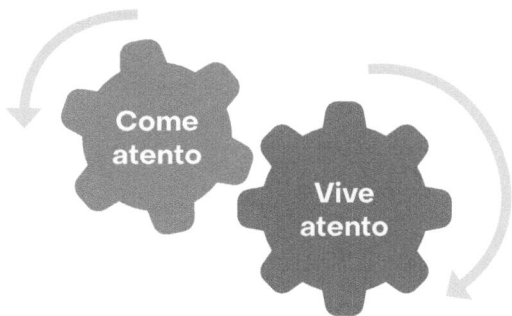

¿Y qué pasa cuando comemos? ¿Ese porcentaje de mente errante varía? Pues no. Esa mente que va saltando de un pensamiento a otro, cual mono de liana en liana (*monkey mind* o «mente de mono», la llaman los científicos), es la misma con la que llevas a cabo todas las actividades relacionadas con tu alimentación: comprar los alimentos, prepararlos y consumirlos. Por ese motivo, si en todas esas elecciones tu mente, es decir, tú, no está presente, es más probable que hagas elecciones que de forma consciente preferirías no haber hecho. De ahí la importancia del mindful eating o alimentación consciente.

La alimentación consciente es el acto de escoger, preparar y consumir la comida ofreciéndole a tu cuerpo lo que necesita para sentirse respetado, cuidado y nutrido. Alimentarte de forma consciente significa tomar conciencia de tu cuerpo, de los pensamientos, sentimientos y patrones de comportamiento, y explorar y desafiar aquello que en este momento controla tus hábitos de alimentación. Implica estar presente durante el acto de comer y convertirlo en un acto de autocuidado; prestar atención y darse cuenta de lo que estamos comiendo y cómo estamos comiéndolo, así como de las sensaciones que experimentamos durante el acto de comer.

La revista *Food for Thoughts*, publicación del prestigioso The Center for Mindful Eating, en su número de primavera de 2019, nos presenta los fundamentos del comer atentos a través del acróstico mnemotécnico BASICS:

B: ***Breath and belly check***. Respira y fíjate en tu ombligo. Es decir, conecta con tu estómago. ¿Tiene hambre tu estómago? ¿Es comida lo que necesitas o es algo diferente?

A: ***Assess your food***. Valora tu comida. Determina si es eso en realidad lo que quieres en ese momento.

S: ***Slow down***. Ralentiza tu velocidad para registrar tu nivel de saciedad, disfrutar de la comida y digerirla de forma más saludable.

I: ***Investigate your hunger***. Comprueba tu nivel de hambre. Quiere decir que vayas comprobando tu nivel de hambre durante la comida para saber cuándo parar. No es preciso que lo hagas cuando ya no quede comida en el plato.

C: *Chew thoroughly*. Mastica bien.
S: *Savor your food*. Saborea tu comida.

B	A	S	I	C	S
Respira y conecta	Valora tu comida	Ralentiza velocidad	Comprueba tu nivel de hambre	Mastica bien	Saborea tu comida

¿Cómo comes?

Antes de plantearte cualquier cambio en tu alimentación para lograr comer de forma atenta, debes reflexionar acerca de **cómo es tu forma de comer**. Tal vez hay patrones de los que todavía no eres consciente, formas de comer que se repiten y que configuran un estilo de ingesta. Los **estilos de ingesta** son los esquemas estándares que determinan cómo comemos, cuándo empezamos, cuándo paramos, qué cantidad ingerimos... Se caracterizan porque no son el hambre o la saciedad los procesos que regulan si la persona come o no, sino otros factores que nada tienen que ver con estos sistemas fisiológicos, de forma que la persona pierde la capacidad de guiarse por las señales apropiadas.

> Si no lo estás saboreando, ¿para qué lo comes?
>
> LYNN ROSSY

¿Te has preguntado alguna vez qué tipo de comedor eres?

En la literatura científica, se describen **dos estilos principales de alimentación: alimentación restringida** y **alimentación desinhibida**.

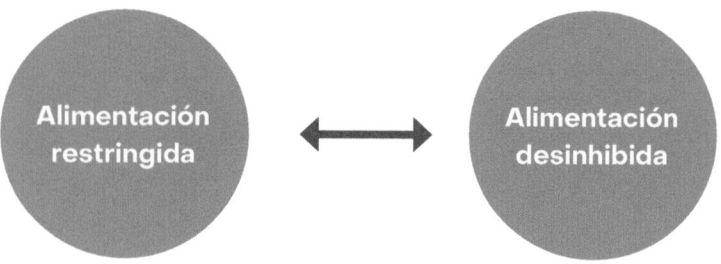

Tanto una como otra se consideran **estilos de ingesta desadaptativos**; es decir, no son estilos útiles y funcionales, porque no logran una dieta saludable y provocan malestar a la persona. Judson Brewer, psiquiatra experto en adicciones y uno de los científicos más importantes en el estudio del mindfulness, en uno de sus trabajos publicados en la revista *Frontiers in Psychology*, nos describe estos **dos estilos**:

1. **Alimentación restringida:** Restricción de alimentos deliberada y persistente.
2. **Alimentación desinhibida**: Incapacidad para dejar de comer una vez que se ha empezado.

Además, esta última categoría de la alimentación desinhibida se divide en:

- **Alimentación emocional:** Consiste en comer en exceso en respuesta a señales internas; es decir, emociones. Es lo que conocemos popularmente como hambre emocional y más adelante te mostraremos un cuadro con sus características, para que sepas identificarla.
- **Alimentación externa:** Consiste en comer en exceso en respuesta a señales externas; es decir, ver comida que se muestra deliciosa. El comer externo establece que ciertas personas son más sensibles a las señales externas de alimentos que otras y que, por lo tanto, comen en respuesta a esa estimulación, con independencia de su estado interno de hambre o saciedad.

Tal vez te identifiques más con un tipo de comedor que con otro. Quizá te ves más como un comedor externo y te consideras más sensible a las señales externas de alimentos que otras personas; comes en respuesta a esa estimulación, con independencia de tu estado interno de hambre o saciedad. Por lo general, lo que sucede es que vamos de un extremo a otro: tras un tiempo de restricción, conteniendo el deseo por comer ciertos alimentos, viene el fenómeno *What the hell!*, expresión que podemos traducir por un «¡Qué más da!». Cuando entramos en el modo *What the hell!*, nos dejamos llevar por el impulso y nos convertimos en comedores desinhibidos.

Las personas que hacen dieta suprimen cognitivamente la sensación de hambre y, por lo tanto, comen menos. Sin embargo, cuando termina esta restricción cognitiva, los comedores restrictivos son más propensos a comer en exceso, con lo que se produce el fenómeno conocido como contrarregulación. Y puede que te preguntes qué significa suprimir cognitivamente las sensaciones de hambre: se refiere a cuando dejas que sea tu mente la que te diga que no debes comer algo, aunque las señales que te envía el cuerpo estén diciéndote lo contrario. En alimentación consciente hablamos de esta hambre como hambre mental, la que hace referencia a si debería o no comerme algo en función de si me lo permito o no. Cuando Teresa, una de las personas a las que hemos acompañado en su proceso de cambio, comprendió que ella se guiaba continuamente por esa hambre mental, en lugar de escuchar lo que su cuerpo necesitaba, entendió el error que estaba cometiendo y nos lo expuso con esta metáfora: «Ya lo entiendo: es como decirle al cuerpo que no tiene frío o calor cuando tú sí lo estás sintiendo; como llevar un abrigo de lana aunque estés muriéndote de calor o ir en tirantes aunque estés congelado, porque se supone que es así como tienes que ir vestido».

Con Teresa practicamos en varias ocasiones la ingesta atenta para volver a conectar con el cuerpo y con las sensaciones que provocaba el alimento, más allá de si debía o no debía comerlo. Hicimos la práctica con mandarinas, chocolate, pasas, frutos secos... En una ocasión nos pidió hacerlo con pan porque era un alimento que ella se prohi-

Todo aquello que nos prohibimos nos apetece todavía más.

bía a menudo y siempre tenía muchos deseos de comerlo; es lógico, ya que todo aquello que nos prohibimos nos apetece todavía más.

Ahora es tu turno, querido lector. Vamos a proponerte una práctica de alimentación consciente:

PRÁCTICA
Alimentación consciente

Escoge el alimento con el que te apetezca hacer esta práctica. Puede ser algo como un fruto seco o un trozo de chocolate, una fruta, un trozo de queso, una patata frita, etc.

Coge un trozo o una porción de ese alimento y cómelo tal y como lo harías normalmente, sin tener en cuenta que estás haciendo este ejercicio.

Ahora coge otra pequeña porción del mismo alimento y sigue nuestras instrucciones. Vas a tener tu primera experiencia de alimentación consciente:

1. Tocar: Antes de ponértelo en la boca, tócalo: ¿cómo es su textura? Dura, blanda, esponjosa, rugosa, lisa… ¿Qué sensaciones te despierta? ¿Te gusta? ¿Lo hace más apetecible? ¿O te deja indiferente?

   Todavía no puedes metértelo en la boca. Este es el momento de trabajar el olfato.

2. Oler: ¿Cómo huele? ¿Es agradable? ¿Te evoca algo?… En función de su olor, ¿te resulta más o menos apetecible?

   Ahora ya puedes meterte el alimento en la boca.

3. Meter en la boca: Pasearlo por la cavidad bucal sin masticar. ¿Qué sabor tiene? ¿Qué sensaciones te produce? ¿Es ácido? ¿Dulce? ¿Tienes ganas de morderlo?

4. Mastícalo bien y, al tragarlo, repite mentalmente el nombre del alimento.

¿Qué te ha parecido esta práctica? ¿Ves las diferencias entre la primera forma de comer el alimento y la segunda? Anota tus reflexiones a continuación o escoge una libreta bonita en la que apuntar todas las conclusiones y los aprendizajes que estás experimentando con este libro.

Reflexión práctica 1: Comer atentos

Recordamos el caso de una persona que, al hacer la práctica con una mandarina, nos dijo al terminar que nunca había tomado conciencia del sabor tan intenso que tiene una mandarina. ¡Es cierto, qué explosión organoléptica!

Ahora te proponemos que continúes con la práctica de comer atentos. Y en esta ocasión, vamos a explorar otros conceptos diferentes. Vas a conocer y observar los distintos tipos de hambre recogidos en uno de los ejercicios más frecuentes en alimentación consciente. Es un ejercicio propuesto por Jan Chozen, autora del libro *Comer atentos*, que te presentamos adaptado por Mireia Hurtado, psicóloga experta en alimentación consciente, y miembro de nuestro equipo en Nutritional Coaching, donde imparte formación en mindfulness y mindful eating para profesionales de la salud.

Chozen Bays en su práctica anima a explorar con 7 tipos de hambre: **hambre visual, hambre olfativa, hambre de boca, hambre de estómago, hambre celular, hambre mental, hambre de corazón**. Posteriormente, Chozen amplió esta clasificación introduciendo dos tipos de hambre más: el **hambre de tacto** y el **hambre de oído**.

La práctica consiste en imaginar que eres un extraterrestre y llegas al planeta Tierra, donde te encuentras por primera vez con el alimento que tienes en las manos. No sabes lo que es, por lo que debes ir con mucho cuidado al probarlo. Podría ser un alimento alienígena que te produjera un envenenamiento instantáneo; sin embargo, también podría tratarse del mayor de los manjares que hubieras probado.

Escoge de nuevo un alimento con el que quieras experimentar con esta práctica. Puede ser el mismo de la práctica anterior u otro diferente. Se trata de que te observes en los tipos de hambre que te genera ese alimento y te puntúes en una escala del 0 al 10. Imaginemos que has escogido una manzana.

- Coge la manzana y obsérvala; ¿qué hambre visual te gerera?, ¿cuántas ganas de comerla tienes al mirarla?
- Tócala, y valora tu hambre de tacto; ¿qué ganas de comerla sientes al tocarla?
- Ahora huélela y valora tu hambre de olfato; ¿qué ganas de comerla te genera su olor?
- Acércatela al oído y date cuenta de si el alimento emite algún sonido; ¿cuánta hambre tienes por este alimento si tomas como referencia lo que oyes?
- Pega un mordisco a la manzana y valora tu hambre de boca. Muévelo por tu boca lentamente. Explóralo con la lengua y no lo mastiques todavía. Deja que repose unos segundos dentro de tu cavidad bucal; ¿cuántas ganas de comerlo te genera su sabor?
- Ahora que ya lo has masticado e ingerido, valora tu hambre de estómago, es decir, ¿te sientes lleno o necesitas continuar comiendo más de ese alimento?
- Ahora que estás comiendo de ese alimento, ¿cómo crees que te está nutriendo? Del 0 al 10, ¿cuál es el hambre celular que presenta tu cuerpo de esa manzana?
- Ahora ya has descubierto que el alimento que estás comiendo es una manzana; ¿qué te dice tu mente acerca de ese alimento? En una escala de 0 a 10, ¿cuánto más de este alimento le gustaría comer a tu mente?
- Por último, explora tu hambre de corazón. ¿Tu corazón está diciendo algo acerca de este alimento? En una escala de 0 a 10, ¿cómo de reconfortante te resulta? ¿Le gustaría a tu corazón comer más de este alimento?

Recuerda que una alimentación consciente es posible.
Hacer las paces con la comida también lo es.

Alimentación consciente

Hambre fisiológica *vs.* hambre emocional

Si te ves abrumado por el hecho de tener que identificar tantos tipos diferentes de hambre, empieza por lo más básico: aprender a identificar si tienes hambre fisiológica o hambre emocional.

¿Estoy comiendo para calmar una emoción
o lo que siento es realmente hambre fisiológica?

A continuación te mostramos una tabla con las diferencias entre estos dos tipos de hambre:

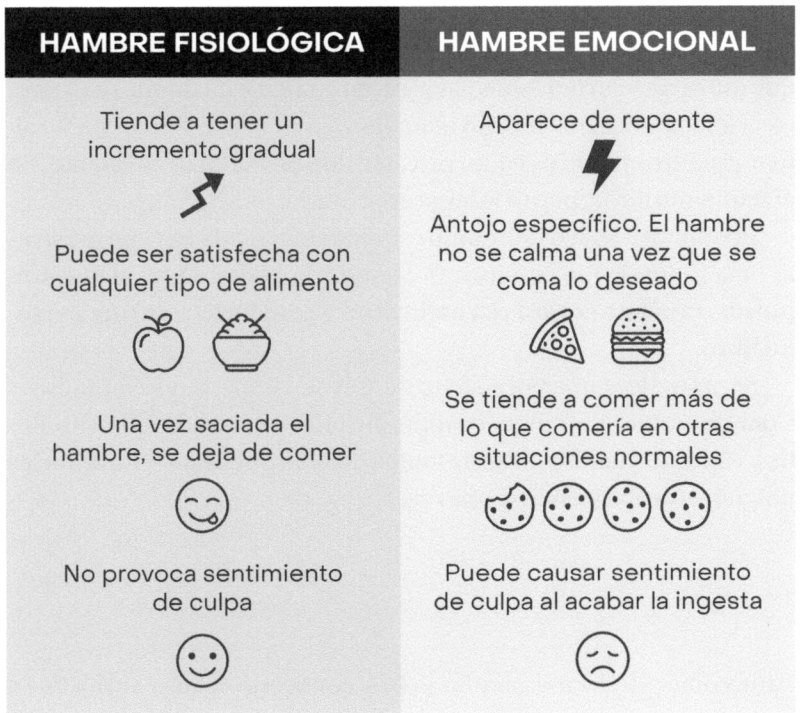

HAMBRE FISIOLÓGICA	HAMBRE EMOCIONAL
Tiende a tener un incremento gradual	Aparece de repente
Puede ser satisfecha con cualquier tipo de alimento	Antojo específico. El hambre no se calma una vez que se coma lo deseado
Una vez saciada el hambre, se deja de comer	Se tiende a comer más de lo que comería en otras situaciones normales
No provoca sentimiento de culpa	Puede causar sentimiento de culpa al acabar la ingesta

Recuerda que **lo importante es escucharte para saber qué necesitas. Formúlate la pregunta: ¿qué necesito para estar bien?**

Quizá la respuesta de tu mente sea: ¡necesito comer chocolate!, pero, en realidad, no es del todo cierto. **Tienes un deseo de comerlo, pero no lo necesitas.** En los momentos de hambre emocional, te apetece mucho un alimento, pero no porque necesites comerlo, sino porque necesitas calmar una emoción. Entonces, aunque a corto plazo la estrategia de comer pueda aliviarte, en realidad a medio y largo plazo esa opción se vuelve en tu contra, porque comes de más y te hace sentir mal contigo mismo, con lo cual al malestar inicial le añadimos malestar extra por habernos atiborrado a galletas de chocolate. Cuando lo que necesites sea huir de una emoción desagradable, ya sea aburrimiento, estrés o tristeza, no recurras a los alimentos para hacerlo. Descubre otras alternativas que quizá no sean tan inmediatas como comerse un dónut, pero cuya elección agradecerás mucho a medio y largo plazo. Comer para calmar el aburrimiento es como rascarse una picadura de mosquito. En el momento alivia, pero a la larga es peor.

> Lo importante es escucharte para saber qué necesitas. Formúlate la pregunta: ¿qué necesito para estar bien?

Pregúntate: si sigo utilizando esta estrategia cada vez que me sienta mal, ¿adónde me conducirá? **Abandona la dictadura de los impulsos, rebélate contra esa esclavitud y conviértete en una persona libre.**

Se trata de comer despacio, de forma atenta y no compulsiva. Cuando empiezas a comer de todo, picando de aquí y de allá, sin control, es como cuando mezclas tantos colores que al final no aprecias ninguno y acaba viéndose marrón.

Comer o no comer: esa es la cuestión

Para comer de forma atenta, debes conocerte bien a ti mismo y aprender a manejar los elementos que aparecen en el gráfico de la decisión de comer.

Elementos que influyen en la decisión de comer o no comer

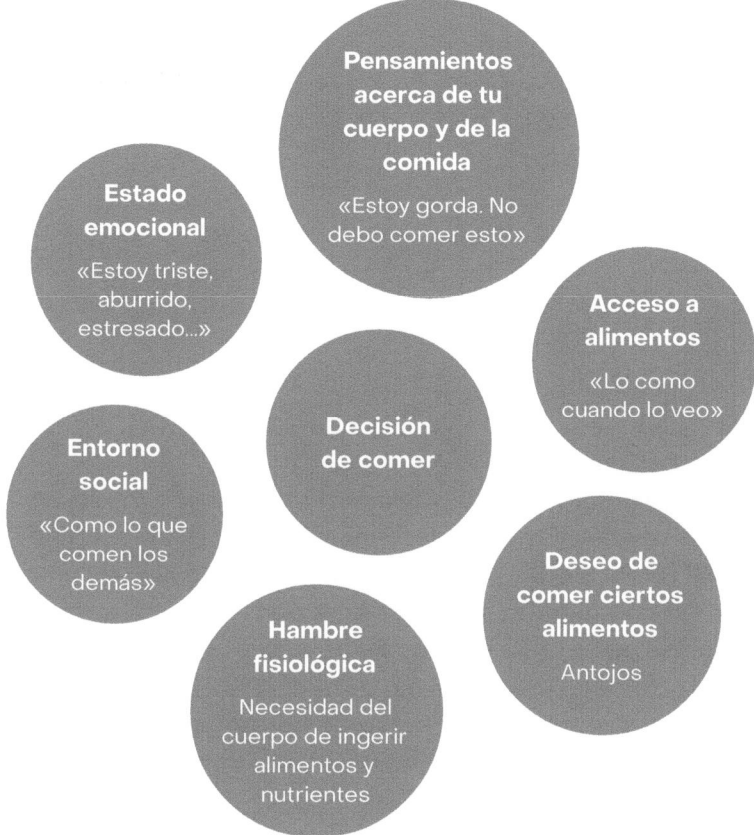

¿Cómo te influye cada uno de estos elementos a la hora de comer de forma atenta?

- Tu estado emocional
- El entorno social
- El hambre fisiológica que tienes en realidad
- El deseo por ciertos alimentos
- La exposición y el acceso a los alimentos
- Pensamientos acerca de la comida
- Pensamientos acerca de tu cuerpo

Haz una lista de las barreras que sientes que te impiden comer de forma atenta o que te limitan a la hora de hacerlo. Pueden ser barreras de:

1. Pensamientos o creencias
2. Conocimiento
3. Emocionales
4. Planificación
5. Otras

PRÁCTICA
Visualización externa e interna

Externa

Imagina que te encuentras delante de una pantalla. En ella ves a una persona que come de forma calmada y atenta. Esa persona eres tú mismo, pero estás viéndote desde fuera.

Observa desde fuera cómo esa persona coge los cubiertos con delicadeza y se lleva el bocado a los labios. Esa persona, que eres tú mismo, come sonriente, disfrutando de un rato agradable. Imagina, si te apetece, que está compartiendo la comida con otra persona, con la que está charlando tranquilamente.

Interna

Ahora imagina la misma situación, pero vista desde dentro. Ya no eres un observador que mira la escena desde el exterior; ahora eres el protagonista y estás viviendo la escena en primera persona. Observa los colores del plato, siente cómo huelen los alimentos. Coge un bocado, llévatelo a la boca y nota su textura, su temperatura, su sabor...

Conecta con las sensaciones de paz y tranquilidad que te invaden en ese momento. Trata de conectar con todos los sentidos: vista, oído, gusto, olfato, tacto.

Comer atentos en el trabajo

Uno de los lugares en los que pasamos más tiempo y que más puede condicionar nuestra forma de comer es el trabajo. Lyn Rossi, actual presidenta del Center for Mindful Eating (TCME), en el número de primavera 2019 de la revista *Food for Thought*, describe los principales obstáculos que nos socavan para comer conscientemente en el trabajo y ofrece alternativas constructivas.

Cuando comemos en el trabajo, lo hacemos con mucha prisa, sin atención y a menudo en modo multitasking. Podemos vernos tentados a comer más allá de nuestra saciedad.

TIPS PARA UNA ALIMENTACIÓN CONSCIENTE EN LA OFICINA

Si el trabajo es uno de los entornos en los que más te cuesta comer de forma atenta, te damos algunas ideas de la doctora Ross para recuperar el control:

1. Ten un espacio independiente para comer, que no sea tu mesa. Si no te es posible, cambia tu mesa con un compañero.
2. Sal del despacho al aire libre siempre que puedas. Sube a la terraza, siéntate en un banco de la calle; mejor si, además, buscas el contacto con lo verde, con la naturaleza. ¿Tienes algún parque cerca? ¡Genial!
3. Inventa juegos con tus compañeros de trabajo; por ejemplo, poner todos los táperes encima de la mesa y valorar cuál de ellos despierta más el hambre visual.
4. Llévate los snacks de casa igual que haces con la comida principal. Las máquinas de vending ofrecen productos ricos en grasa y azúcar, que por lo general despiertan a tu yo cavernícola y te invitan a comer mindless, sin prestar atención y sin control.
5. Si tus jefes te ofrecen alimentos para recompensarte o ganarse tu complicidad, piensa en si quieres consumirlos de verdad o lo haces solo para agradarlos o hacer lo mismo que hacen tus compañeros.

Presentación del plato y selección de la porción

Respecto del hambre visual, ten en cuenta que las propiedades visuales de un alimento afectan a nuestras expectativas sobre sus cualidades sensoriales y también su valor hedónico. Un estudio del Department of Psychology de la Montclair State University, en Estados Unidos, investigó el efecto que la disposición de los alimentos en el plato tiene sobre el nivel de satisfacción que el sabor le proporciona al consumidor. La conclusión es que los individuos afirmaron que la comida colocada en una presentación cuidada gusta más que la misma comida presentada de cualquier manera. Los estudios de los investigadores arrojaron que, antes de haber ingerido la comida, los sujetos tenían unas mejores expectativas acerca de que les gustara la que estaba presentada de forma ordenada. Incluso afirmaron estar dispuestos a pagar más por estas presentaciones, cuando en realidad llevan los mismos alimentos y están cocinados de la misma forma que los platos con presentación desordenada.

Este dato es muy importante porque **tenemos en las manos la clave para conseguir que nuestro cerebro sienta mayor satisfacción cuando comemos. Sabemos que no es lo mismo estar saciado que satisfecho. Cuidando la presentación de nuestros platos, vamos a darle el gusto a nuestro cerebro.** No estaremos comiendo en un tres estrellas Michelin, pero se trata de que el cerebro lo crea así. Cuando te prepares el táper, hazlo con cariño y con gracia. En el capítulo 4, «La cocina del mindfulness», recuperaremos esta idea.

> No es lo mismo estar saciado que satisfecho.
>
> Cuidando la presentación de nuestros platos, vamos a darle el gusto a nuestro cerebro.

Colocar los alimentos en el plato de forma ordenada y atractiva es un auténtico ejercicio de atención plena y la antesala de la ingesta atenta. Es muy diferente de cuando coges cualquier cosa de la nevera y empiezas a comerla de pie, antes de sentarte, o comes directamente de la olla en la que has cocinado.

Existen estudios que muestran el papel determinante de la atención a la hora de servirse la porción en el plato. Este momento previo a la ingesta es muy importante, pues en muchos casos el exceso en la cantidad de energía diaria tiene relación con el tamaño de la porción que se va a consumir y no con el tipo de alimento. Es decir, comer menos o más es una decisión que podemos tomar ya en el momento de servirnos el plato; esta decisión nos ayudará a no comer en exceso.

En un estudio publicado en 2019 en el International Journal of Obesity, se analizó con resonancia magnética la actividad cerebral de una muestra de personas a las que se les permitía seleccionar el tamaño de la porción de comida que iban a ingerir. El experimento consistía en analizar las elecciones de los participantes trabajando desde tres mentalidades diferentes: orientada a la salud, orientada al placer y orientada a la saciedad o plenitud. El estudio mostró, a través de imágenes FMRI, que los participantes redujeron el tamaño de sus porciones cuando se les pedía que pensaran cuál era una porción saludable antes de escoger; simultáneamente, se observaba una mayor actividad en la corteza prefrontal izquierda, que se considera la red de autocontrol. No pasó igual cuando el análisis se hizo con la mentalidad de placer o de saciedad.

En el estudio previo del mismo grupo de investigadores, «Eating less or more — Mindset induced changes in neural correlates of pre-meal planning», se observó que, cuando la intención de los participantes era mantenerse llenos hasta la cena, seleccionaron porciones más grandes y mostraron una tendencia a una mayor actividad en la ínsula izquierda. Estos resultados proporcionan la primera evidencia de que la atención en el momento de la elección también influye en el proceso cognitivo de la planificación de las comidas, lo que podría brindar una oportunidad para influir en el control de la selección del tamaño de las comidas mediante el trabajo de la mentalidad.

Antes de elegir la comida y la cantidad, respira y toma conciencia de lo que vas a hacer. Desconecta el piloto automático; esos contextos son auténticos disparadores del comer sin control, conocido como mindless eating. Se parece a ese remolino que forma el agua al irse por el desagüe, que todo lo arrastra, o a la fuerza imparable de la ola. Si alguna vez has estado en el mar un día de fuerte oleaje, es probable que hayas vivido la experiencia de verte arrastrado por la ola, revolcado y con el bañador totalmente descolocado, y que hayas tragado una buena cantidad de agua. En esos casos, lo peor que puedes hacer es intentar enfrentarte a la ola, luchar contra ella, ya que su fuerza es superior a la tuya. Lo que sí puedes hacer es aprender a dejarte llevar con la ola, igual que hacen los surfistas.

Visualización para surfear la ola

Imagina que el deseo que te impulsa a comer es una gran ola. Visualízala y observa cómo se acerca a ti. Cuando ya la tienes encima, en lugar de enfrentarte a ella, imagina que te montas sobre ella y que empiezas a surfearla. La intensidad de las sensaciones empieza a bajar, ya no son tan incómodas; poco a poco, la fuerza de la ola va disminuyendo, hasta que al final la ola desaparece.

IDEAS CLAVES DEL CAPÍTULO

- Todo aquello que nos prohibimos nos apetece todavía más.

- Cuando decidas no comer alguna cosa, hazlo porque de verdad pienses que es una forma de autocuidado y sientas que estás tratándote bien.

- Antes de llevarte el alimento a la boca, para y valora si es eso lo que necesitas.

- Cuando lo que necesites sea calmar una emoción, no recurras a los alimentos para hacerlo. Descubre otras alternativas que te van a ser útiles, tanto a corto como a medio y largo plazo. Comer para calmar el aburrimiento es como rascarse una picadura de mosquito: en el momento alivia, pero a la larga es peor.

- Cuando comas, hazlo utilizando los cinco sentidos.

- Dispón los alimentos en el plato de forma que tu cerebro se sienta satisfecho. Cuidando la presentación de nuestros platos vamos a darle el gusto a nuestra mente parlanchina.

4

LA COCINA DEL MINDFUL EATING

Si lo cocinas, compártelo.

Anónimo

¿De qué vamos a hablar en este capítulo?

- No hay alimentos prohibidos. Puedes comer de todo si lo haces desde el amor y el respeto a tu cuerpo y tu bienestar
- Tu lista de alimentos buenos y malos, ¿es realmente útil?
- Práctica de alimentación consciente con un alimento altamente deseado: el chocolate
- Recetas para mindfulnear:
  - Galletas de plátano y avena, por Lara Lombarte
  - Gluten free cacao cookies, por 24 Zanahorias
  - Pumpkin oatmeal cookies, por Nutribalance
  - Barritas de coco tostado, por 24 Zanahorias
  - Trifle de pera y granola de chocolate, por 24 Zanahorias
  - Bastoncillos de cúrcuma, por Montse Illán y Xavier Torrado
  - Aperitivo crujiente de algas, por Montse Illán y Xavier Torrado
  - Crepes rellenas de espinacas, por 24 Zanahorias
  - Sopa de cebolla «mano de santo», por ahoraquecomo.es
  - Meloso de quinoa, por ahoraquecomo.es
  - Patatas, calabacín y setas en curri de mantequilla de cacahuete, por Nutribalance

- Poke meloso de arroz konjac, por Montse Illán y Xavier Torrado
- Test para valorar tus habilidades y destrezas en la cocina y en el manejo de alimentos
- Programas innovadores como el Chef Coaching o Culinary Coaching, para superar las barreras que encontramos a la hora de preparar los alimentos en el hogar
- La cesta de la compra saludable y consciente

Alimentos prohibidos, alimentos permitidos

Desde la perspectiva de la alimentación consciente, no hay alimentos prohibidos.

«Entonces, ¿se puede comer de todo?»

Esta es una pregunta que hacen a menudo las personas que empiezan un programa de alimentación consciente.

«Sí, sí. Se puede comer de todo.»

¿Quiere decir eso que vamos a irnos corriendo a llenar la despensa de marcas de ultraprocesados, bollería industrial, patatas fritas, lasañas congeladas, salchichas, bebidas de cola y compañía? ¡No! Para nada.

Quiere decir que, si lo haces con conciencia y de forma atenta, puedes permitirte comer esos alimentos sin torturarte por ello. Sin embargo, igual que no quieres tratarte mal fustigándote por haberte comido un dónut, tampoco quieres tratarte mal haciendo de los dónuts tu dieta habitual. Deseas lo mejor para ti y alimentarte de esa forma no te aporta ningún bienestar. Además, desde el punto de vista del hambre emocional, que seguro que es algo que te preocupa, existe evidencia de que el consumo repetido de alimentos altamente procesados puede alterar los circuitos de recompensa del cerebro. Tal como se recoge en una revisión publicada en el 2017 en la revista *Nature Reviews Neuroscience*, **los alimentos ultraprocesados estimulan la liberación de dopamina a lo largo de la misma vía de aprendizaje asociativo que las sustancias de abuso: drogas, alcohol, tabaco, etc**. Además, los antojos de alimentos predicen una alimentación no homeostática, es decir, no equilibrada, y una alimentación compulsiva, y se asocian a la preocupación por el peso.

> No existen alimentos prohibidos. Existen alimentos más o menos nutritivos y formas diferentes de comerlos.

A la misma conclusión llegan los investigadores que publicaron el artículo «Impact of early consumption of high-fat diet on the mesolimbic dopaminergic system», en el que se afirma que el consumo de una dieta obesogénica puede afectar al desarrollo del sistema de recompensa cerebral, lo que lleva a alteraciones del comportamiento asociadas con la obesidad.

En definitiva, el panorama que acompaña a la comida ultraprocesada y a dejarse llevar por las tentaciones no es precisamente el paraíso.

Cuando decimos que se puede comer de todo, que no hay alimentos prohibidos, queremos decir que tú no debes prohibirte ningún alimento sistemáticamente. Todo depende del momento, del lugar y de lo que tú necesites. Por ejemplo: estás paseando con tu familia una tarde de verano, el sol de la tarde te acaricia el rostro y tus niños están felices de pasar tiempo contigo. El paseo os lleva hasta una heladería. Tus hijos se paran en seco y te piden por favor que compréis un helado. A ti también te apetece, ¡vaya si te apetece! Pero tu primer impulso es decirte NO. ¡Ni se te ocurre! Es un alimento prohibido y no vas a comerlo, aunque te pedirías con los ojos cerrados una tarrina de helado de dulce de leche. Esta escena no es inventada, es un ejemplo de los muchos que nuestros pacientes comparten con nosotros, acerca de cómo se prohíben por sistema comer ciertos alimentos, aunque en realidad no quieren hacerlo, no eligen no hacerlo. Se obligan a no hacerlo, que es muy diferente.

> No es el alimento en sí lo que es bueno o malo, sino la forma en cómo comes ese alimento.

Ni alimentos buenos ni malos

Lo que queremos que aprendas con este libro es que **no necesitas prohibirte ese helado si lo comes de forma atenta y con mesura y amor. No es el alimento en sí lo que es bueno o malo, sino la forma en que ingieres ese alimento.**

¿Te pasa a ti que tienes en la mente la idea de alimentos buenos y malos?

Te invito a que escribas a continuación tu lista:

ALIMENTOS BUENOS   ALIMENTOS MALOS

_____

_____

_____

_____

_____

_____

_____

_____

Tener una clasificación de alimentos buenos y malos no tiene por qué ser un error si te resulta útil. Pregúntate cómo te va con tu alimentación con esta lista. Si tu alimentación es variada, te aporta los nutrientes que necesitas, satisface tus deseos y te permite disfrutar socialmente, ¿para qué cambiarla?

Pero si el hecho de tener una lista de alimentos buenos y malos, o prohibidos y permitidos, te genera malestar, es momento de que empieces a relacionarte con los alimentos desde otra perspectiva, una guiada por la curiosidad y no por el juicio, desde el cuidado de tu salud física, mental y emocional.

Por ejemplo, vamos a utilizar el chocolate como alimento prohibido. No lo hemos escogido al azar; es un alimento delicioso, un antojo para la mayoría de las personas, sobre todo para las mujeres, tal y como se demostró en un estudio publicado en la revista *Appetite*, llevado a cabo entre más de mil individuos. En la clasificación le siguieron la pizza, los snacks salados, el helado y la bollería dulce. Si te gustan todos los alimentos de la lista, es absolutamente normal.

Los alimentos que desencadenan más antojos son los ricos en grasa y carbohidratos, sobre todo los que contienen una combinación de ambos.

Volviendo al chocolate: si miras la información nutricional de una tableta de chocolate con leche estándar, verás que la cantidad de azúcar y de grasa es considerable. Es diferente del caco puro, que contiene menos cantidad de ambas.

Sea cual sea el chocolate que escojas comer, en lugar de utilizar frases críticas como el chocolate es «bueno» o «malo», te invito a observarte en la siguiente práctica de alimentación consciente.

PRÁCTICA
- Coge un trozo de chocolate con el porcentaje de cacao que tú prefieras.
- Antes de comerlo, recuerda los pasos de la práctica del comer atentos:
  - Toca-huele-paséalo por tu boca-muerde.
- Explora las sensaciones que te provoca.

Reflexiona sobre estas preguntas:

- ¿Qué me aporta este alimento?
- ¿Me hace feliz comerlo?
- ¿Es efectivo para quitarme el hambre?
- ¿Puede funcionarme como snack?
- ¿Qué es lo que más me gusta del chocolate?
- ¿Qué estoy dejando de comer cuando como chocolate?
- ¿Es chocolate lo que necesita mi cuerpo todas las veces que lo como?

Ver el chocolate sin juzgar y forjar una postura no crítica es una habilidad esencial que puede disminuir el conflicto que experimentas todos los días cuando te enfrentas a la comida. Es muy posible que esto te genere resistencia, pero es normal: no pretendas eliminar tus ideas acerca de alimentos prohibidos de la noche a la mañana; esta habilidad se desarrolla con el tiempo y es un componente fundamental de la práctica de la alimentación consciente.

En fin, el mensaje principal que queremos compartir con vosotros es que si quieres comer de forma saludable, es superimportante que tomes cosas que te gusten. ¡¡¡Si no te gusta, no lo comas!!! Seguro que hay más opciones. Aburrirte comiendo o comer cosas que te desagradan solo porque se supone que son sanas o son de dieta es la forma más fácil de abandonar tu propósito en breve. ¡Adiós amargura a la hora de comer!

> Si quieres comer de forma saludable, es superimportante que comas cosas que te gusten. ¡¡¡Si no te gusta, no lo comas!!!
> Explora, descubre, saborea, disfruta comiendo.

En el capítulo 3 hablábamos de los tipos de ingesta y de cómo las personas podemos vernos más representadas por un estilo que por otro. Según Cecilia Albala, profesora titular en el Instituto de Nutrición y Tecnología INTA y autora de *Obesidad: un desafío pendiente*, se sabe que los comedores restrictivos consumen menos calorías en forma de grasa y azúcares, y una mayor proporción de proteínas. Albala destaca que uno de los problemas que presentan las personas con obesidad es que los alimentos que ingieren no son los que más les apetecen en un momento dado, sino los «permitidos». Esta limitación constante incuba una frustración permanente y asocia comer lo prohibido con el atractivo de la transgresión.

Recetas para mindfulnear

Queremos poner a tu alcance algunas ideas de recetas que incorporen ingredientes y alimentos que despierten tus sentidos, te hagan disfrutar y te aporten bienestar. Para ello, hemos escogido recetas de otros autores, que nos parecen especiales y que van a hacerte gozar por sus texturas, su palatabilidad y su sabor, y que, además, llevan ingredientes que cuidan de tu salud. Son solo una muestra de todas las recetas que puedes encontrar hoy en día en numerosos libros y en redes sociales.

En este capítulo te ofrecemos 12 recetas que hemos dividido en dos grupos: un grupo de snacks, desayunos o meriendas, y otro grupo con platos principales para comidas o cenas. Vas a encontrar recetas con texturas crujientes, melosas, tiernas y esponjosas, sabores dulces, platos de cuchara y calientes para cuando hace frío, y olores penetrantes y apetecibles, como el curri y la canela.

No te olvides de nuestro mantra:

Toca-huele-paséalo por tu boca-muerde-disfruta.

Recetas de snacks, desayunos y meriendas

Estamos seguros de que, entre los lectores, muchos sois amantes de las galletas. Por eso teníamos que incluir unas recetas de galletas. Vamos a presentaros tres versiones: unas de avena y plátano, unas de cacao y unas de calabaza. ¿Cuáles te gustan más? Además de las galletas, también te ofrecemos dos opciones más para degustar como snack, desayuno o merienda: unas barritas de coco y un trifle de granola y pera.

GALLETAS DE PLÁTANO Y AVENA

Por Lara Lombarte, extraído del libro *Las emociones se sientan a la mesa*

Para 15 galletas

Ingredientes

- 3 plátanos maduros
- 1½ vaso de copos de avena
- ½ manzana
- ½ taza de frutos rojos (arándanos) o pasas o chips de chocolate
- canela, al gusto
- azúcar de coco (opcional)

Preparación

- Precalienta el horno a 190 °C.
- Pon los tres plátanos cortados en un bol y cháfalos con un tenedor mientras agregas, despacio, los copos de avena. Mézclalo todo muy bien hasta obtener una pasta homogénea.
- Añade la media manzana cortada a trocitos muy pequeños y, al final, incorpora los frutos rojos, las pasas o los chips de chocolate; espolvorea con la canela y el azúcar de coco.
- Cubre con papel vegetal una bandeja para horno. Haz bolitas pequeñas con la pasta, para que se hagan bien por dentro, y colócalas en la bandeja. Piensa que, al no llevar harina, quedarán bolitas no muy consistentes, así que no te preocupes.
- Deja que se hornee unos 15-20 minutos, hasta que queden tostaditas, y deja enfriar.

Toca–huele–paséalo por tu boca–muerde–disfruta.

GLUTEN FREE CACAO COOKIES
Por 24 Zanahorias

Estas galletas son una versión más elaborada que las anteriores. Entre otros ingredientes, incorporan las semillas y la harina de almendra, y eso les proporciona una textura diferente. Pruébalas y nos cuentas. Aquí va la receta original de 24 Zanahorias. No dejes de visitar su blog, 24zanahorias.com, porque vas a ver el precioso trabajo que hace Catalina en la fotografía de sus recetas. Es una muestra excelente de la importancia que tienen las presentaciones de los platos.

Para 12 cookies

Ingredientes
- 2 tazas de avena
- 1 taza de harina de almendra
- ¼ de taza de cacao en polvo puro, desgrasado
- 2 cucharadas de semillas de chía
- ½ taza de coco rallado
- 1 cucharadita de bicarbonato de sodio
- ½ cucharadita de sal marina
- 3 plátanos medianos machacados
- ½ vaina de vainilla (las semillas)
- 3 onzas de chocolate de un 85 % de cacao, en trocitos
- ½ taza de almendras fileteadas
- 2 cucharadas de aceite de coco derretido

Preparación
- Mezcla todos los ingredientes en un bol grande hasta que se integren.
- Forra una bandeja de horno con papel vegetal.
- Forma 12 bolas y aplástalas ligeramente con las manos.
- Colócalas sobre la bandeja forrada.
- Hornea durante 15-18 minutos en el horno precalentado a 180 °C.

Toca-huele-paséalo por tu boca-muerde-disfruta.

PUMPKIN OATMEAL COOKIES

Por Nutribalance

Para 15 cookies

Ingredientes

- 1 huevo de chía (3 cucharadas de semillas de chía y 8 cucharadas de agua, mezclar y esperar 15 minutos)
- 2 tazas de harina de avena
- ½ taza de avena entera
- 1 cucharadita de bicarbonato
- 1 cucharadita de canela
- ½ cucharadita de sal marina
- ¾ de taza de puré de calabaza
- 3 cucharaditas de jarabe de arroz
- ½ taza de aceite de coco derretido
- 1 taza de chips de chocolate (vegano)

Preparación

- Precalienta el horno a 190 °C y prepara una bandeja para hornear con papel de horno.
- Para hacer la harina de avena, emplea un procesador de alimentos o una licuadora para procesar 2 tazas de avena hasta conseguir una harina fina. Aparta 2 tazas.
- En un tazón grande, combina las dos tazas de harina de avena, la avena entera, el bicarbonato, la canela y la sal.
- En un tazón mediano, mezcla la calabaza, el jarabe de arroz y el aceite de coco. Incorpora a la mezcla el huevo de chía y revuelve para incorporarlo.
- Agrega la mezcla de calabaza al tazón de ingredientes secos y revuelve para combinarlo. Añade los trozos de chocolate.
- Usa una cucharada grande de galletas para colocarlas en la bandeja para hornear. Hornéalo durante 16-19 minutos o hasta que las partes superiores se hayan dorado.
- Pon las galletas en la bandeja durante 5 minutos antes de dejar

que se enfríen por completo en una rejilla de alambre. Cuando estén completamente frías, puedes guardarlas en un recipiente hermético o congelarlas.

Toca-huele-paséalo por tu boca-muerde-disfruta.

. . . .

BARRITAS DE COCO TOSTADO
Por 24 Zanahorias

Una opción diferente a las galletas, que también es muy apetecible como snack, son las barritas. Pueden cogerse con una sola mano y son fáciles de comer.

Para 16 barritas

Ingredientes
- 1½ taza de coco rallado
- 3 tazas de anacardos sin sal
- 10 dátiles medjool sin hueso
- ½ cucharadita de canela molida
- ¼ de cucharadita de sal marina
- ⅓ de taza de aceite de coco, aceite de oliva suave, mantequilla o ghee (mantequilla clarificada)
- 1 cucharada de ralladura de limón

Preparación
- Pon una sartén grande antiadherente a fuego medio.
- Vuelca el coco rallado y remueve continuamente con una cuchara o espátula de madera, hasta que adquiera un color tostado y desprenda su característico aroma. Emplea la misma sartén para tostar ligeramente los anacardos.
- En el robot de cocina, incorpora el coco, los anacardos, los dátiles, la canela, la sal y la ralladura de limón. Tritúralo hasta que los ingredientes queden en trozos pequeños y agrega el aceite de coco o cualquiera de las alternativas. Sigue triturando hasta que

la mezcla comience a subir por los laterales del vaso y se caiga al centro, señal de que es lo bastante pegajosa.

- Forra un molde cuadrado o rectangular con papel vegetal y vuelca la mezcla aplastando con la ayuda de una cuchara o las propias manos. Cubre con otro papel vegetal y congela la mezcla durante 15-20 minutos.
- Corta las barritas. Puedes envolverlas individualmente y refrigerarlas o congelarlas de nuevo para cuando las necesites.
- Es una receta fantástica si quieres tener un tentempié rápido siempre listo, ya que se congelan y se descongelan muy bien, y la textura no se altera si la comparamos con la de una barrita refrigerada.

Toca-huele-paséalo por tu boca-muerde-disfruta.

TRIFLE DE PERA Y GRANOLA DE CHOCOLATE
por 24 Zanahorias

Para 2 raciones

Ingredientes

Para la granola
- 1 taza de copos de avena integral
- 1 taza de coco rallado
- 1 taza de quinoa inflada
- 2 cucharadas de aceite de coco, aceite de oliva suave, mantequilla o ghee (mantequilla clarificada)
- 2 cucharadas de cacao puro desgrasado
- 2 onzas de chocolate de un 85 % de cacao
- 1 pizca de sal
- 1 cucharada de canela molida
- 1 taza de avellanas peladas
- 3 dátiles deshuesados picados

Para 2 raciones de trifle
- 1 yogur natural o bien lácteo de soja o coco sin azúcar
- 1 pera conferencia

Preparación
- Precalienta el horno a 180 °C.
- Aparte, derrite el chocolate colocando encima el aceite de coco derretido y removiendo para que se disuelva. Deja que se atempere.
- Mezcla todos los ingredientes en un bol grande, excepto los dátiles picados, y sobre estos ingredientes secos esparce el chocolate derretido.
- Mezcla bien todo y hornea en una bandeja forrada en el horno precalentado. Remueve de vez en cuando para que todos los ingredientes vayan tostándose uniformemente y evitar que se quemen.
- Cuando esté dorada, retira la bandeja del horno y, con la mezcla aún caliente, incorpora los dátiles picados y revuelve bien.
- Deja enfriar por completo y ya estará lista para incluirla en el trifle.
- También puedes conservarla en un recipiente hermético durante algunas semanas.
- Para el trifle, alterna en un vaso capas de yogur, granola de chocolate y pera en dados pequeños, y decóralo si quieres con unas ramas de menta, aroma que combina a la perfección con el cacao.

Toca-huele-paséalo por tu boca-muerde-disfruta.

BASTONCILLOS DE CÚRCUMA

por Montse Illán y Xavier Torrado, del Campus de la Alimentación
Torribera, Universidad de Barcelona

Para 10 bastoncillos

Ingredientes

- 100 g de harina
- 20 g de queso de cabra curado
- 20 g de margarina
- 1 huevo
- 1 cucharadita de levadura
- una pizca de sal
- 1 cucharadita de postre de curri
- cúrcuma

Para la decoración:

- 1 cucharadita de semillas de amapola
- 1 cucharadita de semillas de sésamo
- 1 huevo

Preparación

- Precalienta el horno a 220 °C.
- Mezcla todos los ingredientes en una fuente, amásalos y forma con ellos una bola.
- Tapa la bola con un trapo limpio y déjala reposar unos minutos.
- Estírala con un rodillo y corta tiras de aproximadamente 1 cm de ancho.
- Pinta con huevo batido y espolvorea con las semillas.
- Cuece en el horno hasta que estén doradas.

Toca-huele-paséalo por tu boca-muerde-disfruta.

APERITIVO CRUJIENTE DE ALGAS

por Montse Illán y Xavier Torrado, del Campus de la Alimentación
Torribera, Universidad de Barcelona

Para 2 personas

Ingredientes
- 30 g de hojas de alga nori
- 1 cucharada de semillas de sésamo
- 1 cucharada de sirope de agave
- 1 cucharada de ralladura mixta de limón, lima y naranja
- 1 cucharadita de canela en polvo

Preparación
- Calienta el horno a 170-180 °C.
- Corta el alga nori en trozos grandes regulares.
- Tritura las cortezas de cítricos con un robot de cocina.
- Mezcla el jarabe con la ralladura de cítricos y la canela; puedes calentarlo ligeramente si es necesario.
- Pinta las hojas de alga con esta mezcla.
- Espolvorea semillas de sésamo por encima.
- Tuesta las algas en el horno durante 4-5 minutos, procurando que las semillas no se quemen.

Toca-huele-paséalo por tu boca-muerde-disfruta.

CREPES RELLENAS DE ESPINACAS
Por 24 Zanahorias

Para 2 personas

Ingredientes

Para las crepes
- 2 huevos
- 150 ml de leche
- 30 ml de agua
- 10 g de aceite de AOVE (aceite de oliva virgen extra)
- 70 g de harina de centeno integral
- una pizca de sal

Para el relleno
- 400 g de espinacas frescas
- 2 dientes de ajo
- 1 taza de portobellos picados
- 1 cucharada de AOVE
- sal y pimienta negra al gusto

Para la salsa
- 100 gramos de anacardos tostados sin sal
- 300 ml de leche de soja sin azúcar
- ½ vaso de agua o caldo vegetal
- 1 cucharadita colmada de levadura nutricional
- sal
- pimienta negra

Preparación
- Bate todos los ingredientes de las crepes y deja reposar 5 minutos.
- Enciende el fuego y calienta una sartén antiadherente pincelada con AOVE o mantequilla. Cuando esté caliente, deja caer una fina

capa de la masa e inclina la sartén hacia los lados para repartirla de manera uniforme. Cocina por ambos lados, retira y reserva.

- Elabora la salsa triturando con la batidora los anacardos remojados y escurridos junto con la leche de soja, la levadura nutricional, la sal y la pimienta negra. Incorpora la cantidad de agua o caldo que sea necesaria para que la salsa no quede demasiado espesa.
- Para el relleno, rehoga en 1 cucharada de AOVE el ajo picado, los portobellos y las espinacas durante un par de minutos, hasta que se reduzcan.
- Salpimienta al final para que las espinacas no suelten el agua.
- Rellena las crepes y sírvelas con la salsa por encima.

Toca-huele-paséalo por tu boca-muerde-disfruta.

SOPA DE CEBOLLA «MANO DE SANTO»
por ahoraquecomo.es

Para 2 raciones abundantes

Ingredientes
- 2 cebollas grandes o 4 pequeñas
- 1 vaso de vino blanco
- 750 ml de caldo de verduras
- 1 hoja de laurel
- 1 rama de tomillo fresco
- 2 piedrecitas de kuzu
- 1 huevo por ración
- AOVE
- orégano seco

Preparación
- En una olla, calienta un chorro de AOVE. Pela las cebollas y pártelas en juliana. Pocha unos 20 minutos a fuego bajo.
- Incorpora el vino y sube el fuego hasta que se evapore el alcohol, unos 10 minutos.

Alimentación consciente

- Incorpora el caldo, el laurel y el tomillo, y deja cocer a fuego bajo 45 minutos.
- Pasado ese tiempo, disuelve el kuzu en medio vaso de agua fría. Échalo en la olla y sube el fuego para que la sopa hierva 4 minutos; de esta forma, el kuzu surte su efecto espesante. Retira del fuego sirve en recipientes aptos para horno.
- Precalienta el horno a 190 °C.
- Casca los huevos y separa la clara de la yema. Dispón una clara por ración o recipiente y deja 8 minutos en el horno con aire y gratinador. Verás que la clara empieza a cuajarse; sácalo del horno y pon la yema encima. Vuelve a introducirlo en el horno 3 minutos más para que la yema se quede en su punto.

    NOTA: *si no quieres complicarte con el horno, puedes escalfar el huevo 3 minutos en agua hirviendo y servirlo encima de la sopa. Queda menos bonito, pero igual de delicioso.*
- Lista para servir con un poco de orégano seco por encima.

Si la pruebas, cuéntanos... ¡mano de santo!

Toca-huele-paséalo por tu boca-muerde-disfruta.

....

MELOSO DE QUINOA

Por ahoraquecomo.es

Para 2 raciones

Ingredientes
- 1 cebolla morada
- 1 calabacín grande
- 1 diente de ajo
- 2 hojas de laurel
- 2 vasos de quinoa
- 200 ml de «nata líquida» de arroz, para cocinar
- 1 puñado de piñones
- sal marina, orégano, pimienta negra, AOVE

Preparación

- Lava muy bien la quinoa; enjuágala con ayuda de un colador.
- En una olla pequeña con un poco de AOVE, saltea un par de minutos la quinoa con unas hojas de laurel. Remueve bien para que no se queme. Después, incorpora el agua para que se cueza; estará lista cuando el agua se haya absorbido, unos 8 minutos.
- Mientras tanto, pica muy pequeñitos la cebolla y el calabacín sin pelar. Pocha en una sartén grande con un chorrito de AOVE; que quede bien blandito, pochadito, con su sal y su pimienta negra recién molida.
- Escurre la quinoa para quitar el poquito de agua que pueda quedar y añádela a la sartén. Remueve bien. Agrega la nata de arroz y deja que se cocine 5 minutos, hasta que la textura quede muy melosa.
- En una sartén aparte, tuesta los piñones con otro poquito de AOVE.
- Sirve la quinoa con los piñones tostados y orégano seco por encima... y disfruta.

Toca-huele-paséalo por tu boca-muerde-disfruta.

. . . .

PATATAS, CALABACÍN Y SETAS EN CURRI DE MANTEQUILLA DE CACAHUETE
Por Nutribalance

Una de las comidas favoritas de M. Ángeles, de Nutribalance, es el curri. Lo cocina por lo menos una vez a la semana y siempre anda inventando nuevas recetas y maneras de comerlo. Esta receta está hecha con mantequilla de cacahuete casera, que le aporta una cremosidad y textura deliciosas.

Para 2 raciones

Ingredientes

- 2 dientes de ajo picados
- 3 patatas de tamaño mediano

- 1 taza de setas picadas
- ¾ de taza de cacahuete crudo tostado
- 800 ml de leche de coco
- 1 calabacín picado en daditos
- 1 cucharada de mantequilla de cacahuete casero
- ½ cucharada de canela en polvo
- 1 cucharada de jengibre en polvo
- 1 cucharada de comino en polvo
- 1 cucharada de salsa tamari
- 1 cucharada de chili en polvo
- 3 semillas de cardamomo
- 1 cucharada de pasta de curri amarillo
- el zumo de 1 limón
- cilantro

Preparación

- Lava las patatas y córtalas en pedazos grandes. En una sartén grande, mezcla la leche de coco con la pasta de curri y todas las especias, sala al gusto, y luego agrega las patatas. Lleva a ebullición y luego baja a fuego medio y deja que se cocine durante 30 minutos. Retira las semillas de cardamomo una vez que el curri esté listo.
- Mientras se cocinan las patatas, precalienta el horno a 200 °C y dora los cacahuetes durante 15 minutos. Corta las setas en cuartos y el calabacín en daditos.
- Cuando las patatas estén listas, añade las setas y el calabacín a la preparación y cocina unos 5 minutos más; luego, agrega la salsa tamari, el zumo de limón y cocina unos minutos más.
- Retira del fuego y añade los cacahuetes tostados justo antes de servir. Se puede agregar un poco de cilantro picado por arriba y un poco de chili en polvo.

Toca-huele-paséalo por tu boca-muerde-disfruta.

POKE MELOSO DE ARROZ KONJAC

Por Montse Illán y Xavier Torrado del Campus de la Alimentación
Torribera, Universidad de Barcelona

Para 4 personas

Ingredientes
- 200 g de arroz konjac
- 1 aguacate
- 100 g de salmón fresco
- 2 rodajas de piña natural
- 4 higos frescos
- el zumo de 1 lima
- 12 espárragos trigueros
- cilantro fresco
- 2 cucharadas soperas de AOVE
- sal y pimienta

Preparación
- Lava el arroz y hiérvelo cinco minutos; cuélalo y déjalo enfriar.
- Escalda los espárragos, enfríalos y córtalos en trozos de medio centímetro.
- Corta el salmón, el aguacate y la piña natural en dados de 1 cm de lado.
- Pon el salmón en un bol con el zumo de lima, el cilantro picado, el aceite, la sal y la pimienta. Déjalo macerar durante 30 minutos.
- En un bol grande, mezcla el salmón, la piña, el aguacate, los espárragos y el arroz konjac. Alíñalo con unas cucharadas del marinado del salmón. Salpimienta.
- Corta los higos en rodajas y disponlos en el centro del plato. Coloca encima un aro de pastelería.
- Rellena el aro con la mezcla y sirve muy fresco.
- Se puede decorar con semillas de chía o zaragatona.

Toca–huele–paséalo por tu boca–muerde–disfruta.

Programas innovadores para preparar los alimentos en el hogar

Montse Illán y Xavier Torrado son profesores del Departamento de Nutrición, Ciencias de la Alimentación y Gastronomía del Campus de la Alimentación de la Universidad de Barcelona. Con ellos trabajamos en diferentes formaciones universitarias, como el Máster en Nutrición Deportiva o el Posgrado en Coaching Nutricional y Nuevos Enfoques de Atención al Paciente. En estas formaciones llevamos a los estudiantes hasta las cocinas del campus para preparar recetas superinteresantes desde el punto de vista nutricional y gastronómico. Estas habilidades en técnica culinaria y gastronomía enriquecen el conocimiento técnico de los profesionales de la nutrición para que después puedan asesorar adecuadamente a los deportistas y a las personas que quieren mejorar sus hábitos de alimentación. En esos talleres de cocina se trabaja la importancia de tener en cuenta tanto los nutrientes que aportan los alimentos como su sabor, su textura, su color y cómo se modifica el alimento según la técnica culinaria utilizada.

Presentación del plato

A la hora de preparar un plato, otro aspecto que va a influir en la satisfacción del comensal es la presentación. Todas las recetas que hemos compartido contigo son deliciosas y su sabor te hará disfrutar mucho de ellas. Pero si quieres que tu cerebro todavía disfrute más, cuida la presentación del plato. Incluso si lo que vas a comer son galletas, coloca la ración en un plato pequeño, no la comas directamente del paquete o de la bandeja.

Recuerda que al comer no solo estás cubriendo el hambre fisiológica, también estás colmando una necesidad de hambre visual y olfativa. Tal y como te comentábamos en el capítulo 3 al respecto del hambre visual, las propiedades visuales de un alimento afectan a nuestras expectativas sobre sus cualidades sensoriales y también a su valor hedónico; es decir, el placer que te aporta comerlo.

Cuando vamos a comer a un restaurante de alta cocina, lo sabemos bien. La disposición de los alimentos en el plato es todo un arte y forma parte del valor del plato. Si nos muestran dos recetas con los mismos ingredientes hechas en restaurantes distintos, uno con estrella Michelin y otro de los que pudieran aparecer en *Pesadilla en la cocina*, nuestro cerebro va a asociar el de presentación más cuidada con el restaurante de mayor calidad. Eso tendrá un efecto sobre la satisfacción del consumidor, ya que nuestra mente entiende que la preparación ha sido más cuidada que en el caso del otro plato.

Por lo tanto, ponte el delantal de chef con estrella Michelin y no olvides prestar atención al último paso de la elaboración, que es la presentación. El plato debe tener los bordes limpios y los alimentos tienen que estar ordenados. Cuando hablamos de presentaciones ordenadas, nos referimos a separar los alimentos, por ejemplo, por colores. De esta forma, la sensación visual es de orden. Una ensalada con todos los ingredientes mezclados no tiene el mismo impacto que una en la que cada color tiene su espacio.

Prueba también a reinventar la vajilla que utilizas. Por ejemplo, en lugar de emplear un plato, reutiliza un bote de vidrio ancho de los que contienen conservas para servir una ensalada. O en lugar de tirar los botes de vidrio de los yogures, úsalos para servir alguna crema de verduras como aperitivo. Usa bandejas de pizarra negra para servir las tostadas y las verduras a la plancha. Hazte con una serie de boles atractivos en los que te dé alegría comer. Incorpora la presentación en forma de brochetas y de pinchos.

Todo suma a la hora de proporcionarte placer en el momento de comer. Si cuidas los detalles, te parecerá más apetitoso un bocadillo de pan de cereales con aguacate, tomate, queso fresco y un chorrito de AOVE, presentado sobre una bandeja de madera, que un producto de bollería industrial envasado. La asociación que hace tu cerebro entre la comida saludable y el placer de comerlo es maravillosa, puesto que con el tiempo tu sistema cerebral de recompensas acaba despertándose en presencia de alimentos más saludables y no tanto a causa de aquellos ricos en grasa y azúcar, tal y como mostró un estudio publicado en la revista *Nutrition & Diabetes*. Comprobó, a través de resonancia magnética, que las áreas del cerebro de los participantes relacionadas con el placer se activaban al comer opciones saludables después de una intervención en la que se combinó la educación nutricional con estrategias de refuerzo positivo de las elecciones saludables.

Esto no quiere decir que los antojos por alimentos ricos en grasa y azúcar vayan a desaparecer por completo, sino que se hacen menos intensos y se reduce la obsesión por ellos a la vez que se despierta el interés por otras opciones que resultan igualmente sabrosas y son mucho más nutritivas.

Aprende a cocinar

Estás viendo lo importante que es que empieces a interesarte por la cocina y cuides la presentación de los platos. Cuanto más te cocines tú mismo, más amor podrás poner en los platos. Te animamos a entrar en la cocina y a aprender a disfrutar de la comida casera. Se ha demostrado que las personas que comen más en casa tienen dietas más saludables, y eso no quiere decir que no podamos disfrutar de una buena gastronomía. Si tú eres de los que no saben encender ni el fuego y lo único que haces es abrir y calentar en el microondas, te animamos a romper esa barrera. No eres el único que se encuentra en esa situación. El tiempo que dedicamos a la preparación de las comidas en el hogar ha disminuido y la cantidad de alimentos que consumimos fuera del hogar ha aumentado. En el artículo «Empowered to cook: The crucial role of 'food agency' in making meals» se muestra que, en 1929, el 85 % de las compras totales de alimentos de los estadounidenses se destinaron a la preparación y el consumo en el hogar, y el 15 % restante se reservó para los alimentos que se consumen fuera de él. En 2012, los estadounidenses gastaron solo el 53,5 % de su presupuesto para la cesta de la compra en alimentos para elaborar y consumir en el hogar y un máximo histórico del 46,5 % en alimentos para consumir fuera del hogar.

La comunidad científica cada vez muestra más interés en conocer las claves para que la población recupere los hábitos de la comida casera. Por ejemplo, el artículo «The development and validation of measures to assess cooking skills and food skills» presenta un test para evaluar los niveles de destreza y confianza en la cocina y en el manejo de la comida de una muestra de participantes.

Este test puede resultar útil para valorar en consulta la autopercepción del paciente sobre sus habilidades de cocina y el manejo de alimentos. El test incluye 14 cuestiones sobre habilidades culinarias y 19 sobre habilidades alimentarias. Cada cuestión se responde en una escala tipo *like* de 7 grados:

1: Totalmente en desacuerdo, 2: Bastante en desacuerdo, 3: En desacuerdo, 4: Indiferente, 5: De acuerdo, 6: Bastante de acuerdo, 7: Totalmente de acuerdo.

Si no utilizas una habilidad, puedes poner una N, que significa «nunca/rara vez lo hago».

Te animamos a hacerlo en este momento para conocer mejor tus puntos fuertes y áreas de mejora:

Test de autopercepción en habilidades de cocina y manejo de alimentos

I. Habilidades culinarias (Puntuación del 1 al 7)

A. TÉCNICAS DE COCINA:

1. Soy capaz de picar, mezclar y remover alimentos; por ejemplo, picar verduras, cortar en daditos una cebolla, picar carne, mezclar y revolver la comida en una olla/cuenco.

2. Soy capaz de procesar alimentos para hacerlos cremosos, como sopas o salsas, usando una batidora / licuadora / procesador de alimentos, etc.

3. Soy capaz de cocinar alimentos al vapor, en los que la comida no toca el agua.

4. Soy capaz de hervir o cocer alimentos a fuego lento en una olla de agua caliente.

5. Soy capaz de guisar los alimentos, cocinándolos durante mucho tiempo, generalmente más de una hora, en un líquido o salsa a fuego medio, no hirviendo, por ejemplo, un estofado de carne.

6. Soy capaz de asar los alimentos en el horno, por ejemplo carne cruda/pollo, pescado, verduras, etc.

7. Soy capaz de freír los alimentos en una sartén/wok con aceite, usando la encimera eléctrica / placa de gas.

8. Soy capaz de preparar comida en el microondas, no bebidas o líquidos, incluyendo el calentamiento de comidas preparadas.

B. PREPARACIÓN DE ALIMENTOS:

9. Soy capaz de hornear productos como pasteles, bizcochos, pan, etc., utilizando ingredientes básicos/crudos o mezclas.

10. Soy capaz de pelar y picar vegetales, incluyendo patatas, zanahorias, cebollas, brócoli...

11. Soy capaz de preparar y cocinar carne cruda/pollo.

12. Soy capaz de preparar y cocinar pescado crudo.

13. Soy capaz de preparar salsas desde cero, pastas o granos.

14. Soy capaz de usar hierbas y especias para condimentar platos.

Total puntuación habilidades culinarias (0-98 puntos)

A. PLANIFICACIÓN Y PREPARACIÓN DE COMIDAS:

1. Soy capaz de planificar las comidas por adelantado; por ejemplo, para el día/semana siguiente.

2. Soy capaz de preparar las comidas con antelación; por ejemplo, un almuerzo para llevar, dejar medio preparada con antelación la comida del día.

3. Soy capaz de seguir las recetas al cocinar.

B. COMPRAS:

4. Soy capaz de comprar con una lista de la compra.

5. Soy capaz de comprar los ingredientes necesarios para preparar un plato que tengo pensado.

6. Soy capaz de planear cuánta comida comprar.

C. PRESUPUESTO:

7. Soy capaz de comparar precios antes de comprar comida.

8. Soy capaz de saber qué presupuesto tengo para gastar en comida.

9. Soy capaz de comprar productos de temporada para ahorrar dinero.

10. Soy capaz de comprar cortes de carne más baratos para ahorrar dinero.

D. INVENTIVA:

11. Soy capaz de cocinar más o de hacer recetas dobles que pueden usarse para otra comida.

12. Soy capaz de preparar o cocinar una comida saludable con unos pocos ingredientes a mano.

13. Soy capaz de preparar o cocinar una comida con tiempo limitado.

14. Soy capaz de usar las sobras para crear otra comida.

15. Soy capaz de disponer de los artículos básicos en la despensa para preparar las comidas; por ejemplo, hierbas/especias, productos secos/enlatados.

E. LECTURA DE ETIQUETAS / CONCIENCIA DEL CONSUMIDOR:

16. Soy capaz de leer la fecha de caducidad de la comida.

17. Soy capaz de leer la información de almacenamiento y uso en los envases de alimentos.

18. Soy capaz de leer la información nutricional en las etiquetas de los alimentos.

19. Soy capaz de equilibrar las comidas según los consejos de nutrición.

Total puntuación habilidades alimentarias (0-133 puntos)

Después de contestar el test, fíjate en los elementos que te has puntuado con 5 o más. ¡Felicidades! Esos son tus puntos fuertes. Sin embargo, piensa en qué necesitas para mejorar tu puntuación en todos los elementos que has puntuado por debajo de 5 y para qué sería importante hacerlo.

En la literatura científica podemos encontrar estudios que analizan las principales barreras para cocinar en casa, como las que se recogen en el artículo «Barriers and facilitators to cooking from 'scratch' using basic or raw ingredients: a qualitative interview study» de la revista *Appetite,* que se resumen en:

- No tener suficiente tiempo.
- No tener una cocina equipada para cocinar.
- No tener conocimientos o habilidades sobre cómo preparar los alimentos.

En el mismo estudio, también se recogen las motivaciones que las personas encuentran a la hora de prepararse la comida en el hogar:

- **Deseo de comer de manera saludable:** preparar alimentos a partir de ingredientes básicos o crudos, y más frutas y verduras, es más saludable, ya que contienen menos componentes indeseables (grasa, azúcares añadidos, sal, aditivos...).
- **Inspiración creativa:** las recetas disponibles a través de los medios tradicionales (televisión, periódicos, revistas, libros de cocina) y medios digitales (redes sociales, Internet) impactan en los

hábitos de cocina de quienes los ven. En muchos casos, los participantes describen que han encontrado recetas «por casualidad», que les han servido de inspiración para cocinar.

- **Capacidad para planificar y preparar comidas con anticipación:** especialmente cocinar por lotes (refrigerar o congelar porciones para otra comida) y usar los ingredientes sobrantes permite minimizar el tiempo y la energía requeridas para cocinar.
- **Percepción de mayor autoeficacia en la cocina casera:** esta percepción de autoeficacia permite a los participantes experimentar con distintas combinaciones de alimentos y sabores, lo que da como resultado un mayor repertorio de platos.

Debido a la repercusión que tiene en la salud la cocina casera, han empezado a desarrollarse programas innovadores como el Chef Coaching o Culinary Coaching, justo para superar las barreras que las personas encuentran a la hora de preparar los alimentos en el hogar. En estos programas se combinan la educación nutricional y en técnicas culinarias con estrategias de coaching, con el objetivo de incrementar la autoeficacia y la confianza del receptor en su capacidad y motivación para elaborar cocina casera.

El culinary coaching es una disciplina emergente en Estados Unidos y que apuesta por fomentar que las personas aprendan técnicas culinarias, a la vez que las invitan a explorar y resolver las barreras que les impiden cocinar. El enfoque del culinary coaching tiene su origen en el Culinary Center of America en colaboración con la Universidad de Harvard, de la mano del investigador Rani Polak, y es una disciplina prometedora que estamos explorando también en la Universidad de Barcelona.

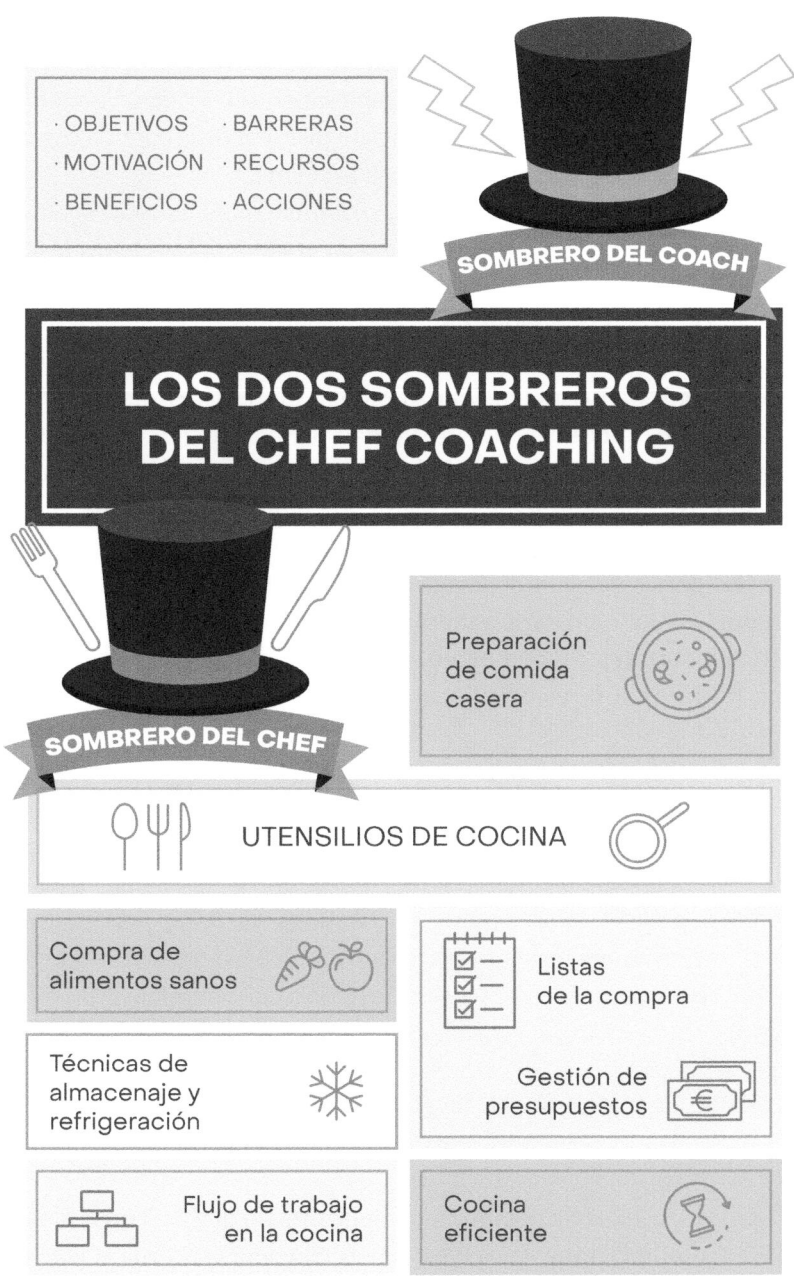

· OBJETIVOS · BARRERAS
· MOTIVACIÓN · RECURSOS
· BENEFICIOS · ACCIONES

SOMBRERO DEL COACH

LOS DOS SOMBREROS DEL CHEF COACHING

SOMBRERO DEL CHEF

Preparación de comida casera

UTENSILIOS DE COCINA

Compra de alimentos sanos

Listas de la compra

Técnicas de almacenaje y refrigeración

Gestión de presupuestos

Flujo de trabajo en la cocina

Cocina eficiente

Infografía de Olga Aracil para Nutritional Coaching

Si a la hora de cocinar para ti lo que te echa para atrás son las recetas complicadas, piensa que no es necesario utilizar técnicas culinarias complejas o alimentos exóticos para disfrutar de la comida casera. Y mucho menos para mindfulnear en la cocina.

Para practicar el mindful eating o alimentación consciente, trata de poner todos los sentidos para apreciar el sabor del alimento, la textura, el sonido que hace al morderlo, el tacto que tiene cuando lo coges con la mano, el olor que tiene antes y después de cocinarlo.

Precisamente con los alimentos frescos, de temporada y de proximidad será con los que mejor experimentarás esas sensaciones. Son los llamados productos de proximidad o km 0: se han producido a menos de 100 km de su lugar de venta, son alimentos de temporada y ecológicos. Los productos km 0 son una tendencia que nace con el movimiento slow food. El 10 de diciembre de 1989, delegados de todas las partes del mundo firmaron el Manifiesto de slow food en la Opéra Comique, en París, y dieron vida oficialmente a la actividad internacional de este movimiento. Marisa Gigliotti, una de las personas que forma parte de este proyecto, expone:

> Formar parte de la red slow food implica escoger alimentos con conciencia, defender el planeta y construir un futuro saludable. Cuantas más personas formen parte de nuestra red, más potente será nuestro mensaje: producir alimentos buenos, limpios y justos es posible e implica proteger la biodiversidad del planeta, proteger el medio ambiente y respetar el trabajo de los productores a pequeña escala.

La cesta de la compra saludable y consciente

Como ves, la filosofía del slow food tiene mucho que ver con la filosofía del mindful eating y nos hace tomar conciencia de que el acto de comer es algo que va más allá de una decisión puramente individual y que empieza mucho antes del momento en el que te llevas el alimento a la boca. Comer atentos empieza en el momento de la compra. Si pones en tu cesta de la compra alimentos que te permitan disfrutar y que, además, cuiden de tu salud, te será más fácil evitar tentaciones de alimentos procesados, ricos en grasa y azúcar.

La infografía siguiente puede inspirarte a la hora de hacer una compra consciente. La **cesta de la compra saludable y consciente** está basada en **el plato saludable de Harvard,** un recurso muy sencillo que te ayuda a recordar qué proporción de vegetales, hidratos y proteínas es la más recomendada para seguir una alimentación saludable. Como ves, la mitad de la cesta está llena de vegetales, frutas y verduras; ¼ de la cesta está formada por cereales y otro ¼ está destinado a proteínas.

La cesta* de la compra saludable

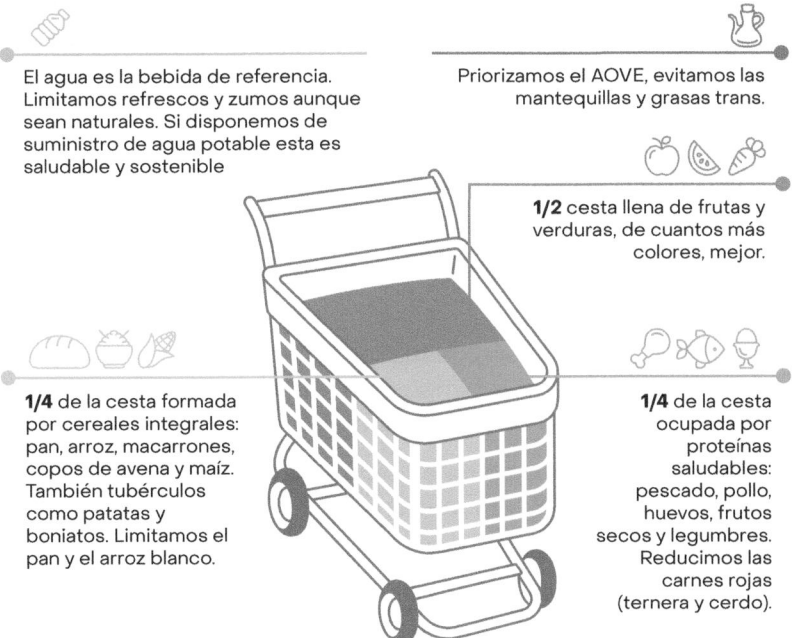

El agua es la bebida de referencia. Limitamos refrescos y zumos aunque sean naturales. Si disponemos de suministro de agua potable esta es saludable y sostenible

Priorizamos el AOVE, evitamos las mantequillas y grasas trans.

1/2 cesta llena de frutas y verduras, de cuantos más colores, mejor.

1/4 de la cesta formada por cereales integrales: pan, arroz, macarrones, copos de avena y maíz. También tubérculos como patatas y boniatos. Limitamos el pan y el arroz blanco.

1/4 de la cesta ocupada por proteínas saludables: pescado, pollo, huevos, frutos secos y legumbres. Reducimos las carnes rojas (ternera y cerdo).

*Basada en el plato saludable de Harvard

Infografía de Olga Aracil para Nutritional Coaching

Aunque no se muestran en la infografía, la cesta saludable también puede contener alimentos que te apetece comer porque te gusta disfrutar de ellos de tanto en tanto, como por ejemplo el chocolate.

Y para finalizar este capítulo, nada mejor que recordar nuestro mantra.

Toca-huele-paséalo por tu boca-muerde-disfruta.

IDEAS CLAVES DEL CAPÍTULO

- Olvida la lista de alimentos buenos y malos.
- Lo importante es qué alimentos comes con mayor o menor frecuencia y la forma en que los comes: con amor y respeto hacia ti y tu cuerpo.
- Si quieres comer de forma saludable, es superimportante que tomes cosas que te gusten. ¡¡¡Si no te gusta, no lo comas!!!
- Incorpora texturas, sabores, colores diferentes que te hagan disfrutar.
- Haz tuyo nuestro mantra: Toca-huele-paséalo por tu boca-muerde-disfruta.
- Cuida la presentación de tu plato; para la satisfacción de tu cerebro es tan importante como los alimentos que lleva. Cuida tu vajilla e incluso reinvéntala.
- Aumenta el consumo de comida casera hecha con alimentos frescos y mucho amor.
- Vence las barreras para entrar en la cocina.
- Compra según el criterio de la cesta de la compra saludable y consciente.

Alimentación consciente

5

AMAR TU CUERPO: MINDFULNESS Y COMPASIÓN

*En algún momento de la vida,
la belleza del mundo se vuelve suficiente.*

TONI MORRISON

¿De qué vamos a hablar en este capítulo?

- En este capítulo te enseñamos a quererte, a escuchar lo que necesitas y a desarrollar la capacidad de dominar tus impulsos. Te enseñamos a escuchar lo que te pide el cuerpo, en lugar de ignorarlo; a proporcionarte el descanso y el tiempo necesarios para cuidarte.

- Te animamos a conectar con otras motivaciones diferentes a la delgadez para mejorar tu alimentación. Imagina un mundo en el que la báscula no existiera. ¿Para qué te plantearías comer de forma atenta?

- Cuestionamos la cultura de la delgadez y reforzamos el mensaje de salud y bienestar. El culto al cuerpo ha creado en el imaginario colectivo la idea de que si eres una persona delgada, tienes más valor. Aprenderás a cambiar la mentalidad *dieta* por una mentalidad en la que comer de forma saludable sea un acto de amor hacia ti.

- ¿Qué significa tratarse con compasión y cómo te ayuda a mejorar tu alimentación? La autocompasión te ayudará a sentirte libre para comer sin culpa o miedo. Tratarte con compasión no significa que seas indulgente o dejado contigo mismo, o que no tengas metas o expectativas de mejora: no es que no haya metas, sino que la meta es vivir respetándote y cuidando de ti. Es vivir de acuerdo a tus valores, respetando las cosas que más te importan.

- Conocerás el kit de emergencia para momentos en los que la situación te sobrepase.

- Aprenderás que la felicidad puede entrenarse y te enseñaremos cómo hacerlo.

———————

¿Sirve el mindful eating para perder peso?

La alimentación consciente no es una dieta, no tiene que ver con comer para adelgazar. Sí es cierto que, al alimentarte de forma consciente, con amabilidad y sin presiones, tu peso puede verse modificado, pero ese no es su propósito. La intención última es transformar tu alimentación en una forma de autocuidado; de hecho, si tu motivación para empezar a practicar la alimentación consciente es perder peso, la entendemos, pero vamos a pedirte que guardes esa idea en un cajón durante un tiempo. Si quieres, cuando hayas acabado de leer este libro, de reflexionar y de practicar los ejercicios, abre el cajón de nuevo y recupera ese deseo de perder peso. Apostamos que, para entonces, ya no tendrá el mismo significado para ti.

No pretendemos juzgarte ni desmerecer tus motivaciones; mucha gente quiere estar delgada, es un deseo que comparte media humanidad. Eso lo saben bien el mercado y la industria del peso, que solo en Estados Unidos está valorada en 66.000 millones de dólares y cada año crean miles de nuevas dietas. ¡Imagina el dinero que mueve en todo el mundo! Si algo vende, es porque tiene mucha demanda. Muchas personas en el mundo quieren estar delgadas, pero que todo el mundo quiera estar delgado no significa que sea un propósito con sentido o realmente un fin en sí mismo. Por eso, no te decimos que dejes de desearlo, solo te pedimos que conectes con otras motivaciones diferentes a la delgadez. Qué cosas importantes para ti tienen relación con el hecho de alimentarte de forma atenta.

Acaba la frase:
- Cuando como de forma atenta, soy más...
- Cuando como de forma atenta, me siento más...
- Cuando como de forma atenta, estoy cultivando la cualidad de...

De esta forma es más fácil que te permitas establecer tu relación con la comida no desde si engorda o no, sino desde la idea de qué nutrientes te aporta y cómo te permite cuidarte. Comer vuelve a ser una experiencia en la que disfrutas de los sabores y una oportunidad de compartir socialmente.

> Establece tu relación con la comida no desde si engorda o no, sino desde la idea de cómo te ayuda a cuidarte.

Dejar que la delgadez lidere tus decisiones con relación a la alimentación no es una buena opción, porque te genera mucha ansiedad y frustración. Te hace sentir mal contigo mismo y eso es gasolina para los atracones. ¿Sabes la cantidad de personas en el mundo que no se quieren porque se sienten gordas? Y a muchas de ellas, si tenemos en cuenta su IMC, ni siquiera se las consideraría en realidad personas con sobrepeso. Pero el dato objetivo no importa. Con independencia de que tengas mucho sobrepeso o ninguno, es fácil que esa sensación represora de sentirte gordo te invada. Y, en realidad, *gordo* o *gorda* son una mera descripción, igual que si te digo alto, bajo, rubio o pecoso. Sin embargo, el adjetivo *gordo* lleva asociada una carga emocional negativa. ¿Tú qué sientes al escuchar la palabra *gordo*? Quizá también evoque en ti sentimientos incómodos, sensaciones desagradables.

La mayoría de las personas sabemos lo que eso significa. Poco o mucho, nos hemos sentido gordos en algún momento de nuestra vida.

> La cultura de la delgadez ha creado en nosotros la idea de que si eres una persona delgada, tienes más valor.

Conocemos esa sensación y es extremadamente limitante. La cultura de la delgadez ha creado en nosotros la idea de que si eres una persona delgada, tienes más valor, sobre todo si eres mujer. No importa el resto de tus cualidades. Al contrario, el sobrepeso es algo que resta en la ecuación. Y cuando entras en ese juego, cualquier gramo de grasa o cualquier detalle que te aleje del canon de belleza imperante hace que sientas que no vales lo suficiente. Y eso duele.

Por eso, liberarte de sentirte gordo no tiene que ver con alcanzar un número diferente en la báscula, sino con cambiar la forma que tienes de valorarte y cambiar la mentalidad *dieta* por otra en la que comer es un acto de amor hacia ti. ¡Deja de contar calorías y de comer o no comer para estar delgado, y empieza a comer como un acto de amor! Comer es una muestra del respeto y el cariño que te profesas en lugar de una forma de castigo. Todo empieza haciendo las paces con tu cuerpo. Más bien con la imagen que tienes de tu cuerpo. Todo cambia cuando dejas de presionarte y empiezas a tratarte con amor y respeto, a practicar contigo mismo la autocompasión.

Cambiar la imagen que tienes de tu cuerpo puede ayudarte si en lugar de valorarlo por lo gordo o delgado que está, vuelves a conectar con todo lo que te permite hacer. Gracias a tu cuerpo puedes saltar, correr, andar, coger, abrazar, gatear, bailar, nadar, trepar... ¿Cómo te sientes al conectar con todo lo que tu cuerpo te permite hacer?

Sin embargo, a lo largo de la historia de la humanidad, el ser humano ha valorado su cuerpo no solo por todas las funciones que nos permite llevar a cabo, sino también por su belleza. El cuerpo es, a la vez, navaja suiza y florero.

La fórmula de la belleza

Los restos de antiguas civilizaciones nos muestran que hace cuatro mil años el ser humano ya se maquillaba. Aunque viene de lejos, es cierto que los medios de comunicación han convertido el culto al cuerpo en una religión. Además, la industria de la belleza se encarga de generar inseguridades en ti para que nunca estés satisfecho: como afirma Ulrich Renz en su obra *La ciencia de la belleza*, «da igual lo agraciado que sea un individuo; siempre hay uno todavía más bello. Todos corren en un círculo vicioso y son víctimas de la paradoja de la felicidad: cuanto más deseamos alcanzar algo, más infelices somos». ¿Se trata, entonces, de no pretender ser bellos? No, más bien consiste en encontrar nuestra propia belleza, esa que tiene que ver más con nuestro interior, con nuestra seguridad, con sentirnos a gusto con nosotros mismos, con independencia de si estamos más delgados o más gordos. «La belleza es una actitud», afirma Walter Riso, conocido psicólogo y escritor, autor de *Los límites del amor: cómo amar sin renunciar a ti mismo.*

Haz las paces con tu cuerpo
y con la imagen que tienes de él.

No hay que estar delgado para sentirse bello. Con el objetivo de defender a las personas de cuerpos grandes, nació el movimiento de apoyo a la gordura, conocido como activismo gordx, leído *gorde*, y escrito así, con x final en lugar de *gorda* o *gordo* para mostrar rechazo a las diferencias por género. Este movimiento pretende explorar y visibilizar corporalidades diferentes a las que se nos presentan como *normales*. Su voluntad es denunciar la gordofobia y luchar contra ella, reivindicando el hecho de estar gordo como algo de lo que estar orgulloso, como una señal de identidad. Esta estrategia de utilizar la injuria y el insulto al que se somete a las personas de talla grande para darle la vuelta y convertirla en un motivo del que sentirse especial por ser diferente se denomina, en los análisis provenientes del campo de la sociología, *teoría queer. Queer* es una palabra inglesa que, como verbo, expresa el concepto de «desestabilizar», «perturbar» o «jorobar». Por lo tanto, las prácticas *queer* se apoyan en la noción de desestabilizar normas que están aparentemente fijas, cuestionar la cultura socialmente imperante y revisar la historia desde la perspectiva de todos aquellos que no responden al canon normativo, de ahí que el adjetivo *queer* signifique «raro», «torcido» o «extraño». El activismo gordx quiere desestabilizar la norma de que todos los cuerpos deben ser delgados.

En esta misma línea, y con el objetivo de que la gente se sienta identificada y se acepte a sí misma, sea cual sea su tamaño corporal, surgió el Body Positive Movement, liderado por un grupo de mujeres que se alzaron en defensa de los cuerpos considerados imperfectos por el canon de belleza imperante. Aunque tu cuerpo no sea como el de una modelo, es igual de bello y valioso.

Quizá todo esto te parezca un tanto alejado de tu realidad; sin embargo, todos nosotros estamos condicionados de una forma u

Alimentación consciente

otra por esos valores culturales. Y los valores son algo muy potente, porque orientan nuestras acciones y decisiones. Es lo que le pasaba a Inés, una de nuestras pacientes, que nos decía: «Entiendo lo que me dices, pero aun así sigo queriendo ser delgada. ¿Qué hago mal?».

¡¡¡No haces nada mal!! De verdad, no cometas el error de provocarte un mayor malestar al enfadarte contigo mismo por pensar de forma diferente a como te gustaría. El pensamiento o la creencia están ahí porque llevan contigo muchos años. Hemos aprendido que para encajar en el grupo, para tener éxito y que nos valoren, es preciso cumplir con el canon estético, y eso significa estar delgado. Ni siquiera es algo que hayamos elegido nosotros. Simplemente, la norma social está ahí. Pregúntate si tú crees de verdad que eres más valioso por estar delgado y te ayudará a encajar y no quedarte excluido. ¿Tú crees que es más valiosa una persona delgada o con sobrepeso? Se trata de ir cuestionándote esta idea para, poco a poco, ir minimizando su poder y que no te condicione tanto.

PRÁCTICA

Trabajamos el «Bucle del para qué». Consiste en preguntarte varias veces el *para qué* de lo que te propones:
Quieres estar delgado, ¿para qué?

Ejemplo 1:
- ¿Para qué quiero estar delgado?
  Para sentirme guapo y atractivo.
- ¿Para qué quieres sentirte guapo y atractivo?
  Para que los demás me respeten.
- ¿Para qué quieres que los demás me respeten?
  Para respetarme yo.

Ejemplo 2:
- ¿Para qué quiero estar delgado?
Para estar sano.
- ¿Para qué quieres estar sano?
Para vivir más años con bienestar.
- ¿Para qué quieres vivir más años con bienestar?
Para poder acompañar a mis hijos en su vida el mayor tiempo posible.

En este ejercicio no existen respuestas correctas o incorrectas. Se trata de que te dejes llevar por tus respuestas para descubrir qué es importante para ti. En el primer ejemplo, el propósito es estar guapo y verse atractivo para que los demás lo respeten y, por encima de todo, respetarse él mismo. Por lo tanto, en realidad busca estar delgado para respetarse. El valor del respeto y de la belleza son importantes para esa persona, pero ¿crees que debe esperar a estar delgado para empezar a respetarse? ¿No valorarse hasta estar delgado sería una muestra de respeto? ¡Por supuesto que NO!

Estas preguntas son muy poderosas; nos gustaría que te tomaras unos minutos para pensarlas y que pusieras tus respuestas por escrito.

¿Qué harías diferente si realmente te respetaras?
¿Qué tipo de alimentación elegirías?
¿Qué actividades harías?
¿Cómo cuidarías tu cuerpo y tu aspecto físico?
¿Qué cambiaría de tus relaciones personales?

Libérate de la mentalidad enfocada en el peso

Para ayudarte a ver eso de estar delgado desde una perspectiva más liberadora, te proponemos un ejercicio de visualización para mejorar tu alimentación y tu relación con la comida. A las personas con las que trabajamos siempre les hace mucha gracia.

El ejercicio consiste en imaginarte que estás en tu fiesta de jubilación. Puedes hacerlo también con tu funeral; prueba con esa hipotética situación si lo prefieres. Sea tu jubilación o tu funeral, se trata de que imagines que las personas a las que más quieres dicen unas palabras sobre ti. Visualiza a la persona a la que más quieres en este mundo, a la que más respetas, a tu persona favorita. Imagina ahora que en su discurso dijera: «Queridos amigos. Me gustaría decir unas palabras de nuestro buen amigo. Lo que más me gustaría destacar de (pon tu nombre aquí)... es que fue una persona muy delgada».

Aquí es donde todas las personas con las que trabajamos este ejercicio empiezan a partirse de risa. ¿Ves qué absurdo se percibe desde esta perspectiva? ¿De verdad quieres que lo que más reconozcan y recuerden de ti tus seres queridos sea tu delgadez?

Aunque seguro que ahora eres capaz de ver la cuestión del peso desde otra perspectiva, eso no quiere decir que ya lo hayas superado y te resulte más fácil actuar de forma diferente con respecto a tu alimentación. Lo que le pasaba a Inés, eso de querer verse delgada, les pasa a muchas personas. Te miras al espejo y te asalta el pensamiento de «¡Mira qué barriga más gorda! ¡Vaya michelín!». Lo que sucede a continuación es que entras en un bucle de negatividad. Te enfadas contigo mismo por no tener el cuerpo que la sociedad te impulsa a tener y te prometes que no vas a comer nada en todo el día para lograr bajar esa barriga. Pero al cabo de unas horas, te ves pasando por delante de una panadería que desprende olor a cruasán recién hecho. La grelina se adueña de ti y comienza una cascada de apetito voraz. Todas tus promesas delante del espejo se van al traste. Entras en el establecimiento y, en un acto de rebeldía irracional (¿contra quién se supone que estás rebelándote?), te compras no uno, sino tres cruasanes, y los engulles casi sin respirar. Mientras los comes por la calle, invadido por la vergüenza y la culpa, te prometes a ti mismo que esa va a ser la última vez, refugiándote en una falsa esperanza.

Si quieres romper ese círculo vicioso, debes ir al origen, a ese momento en el que estás frente al espejo, te ves el michelín y el yo crítico aparece. Cuando te descubras en ese pensamiento fustigador y negativo, en lugar de engancharte a él, de alimentarlo, déjalo ir. Recuerda que esos pensamientos que te asaltan no los has escogido tú, sino que son fruto de toda una cultura de la delgadez que ya no estás dispuesto a seguir.

Y si tus pensamientos son lo que en este momento te aleja de tu ideal, te gustará saber que la forma en que piensas también se convierte en un hábito. Como cualquier otro hábito, puedes trabajarlo para dejar atrás formas de pensar que no te benefician y crear hábitos nuevos que te acercan a la vida que te gusta. ¡Ojo! No puedes pretender controlar los pensamientos que entran en tu mente sin tu permiso, pero sí puedes escoger qué hacer con ellos. Si eres de las personas que se preocupan por todo, tienes que saber que esa preocupación no tiene ninguna utilidad o casi ninguna. Por ejemplo, si hoy es lunes y ya estás pensando en una fiesta del trabajo que tienes el viernes, y te preocupas por si no vas a ser capaz de controlarte en ella y vas a asaltar los aperitivos y el fantástico bufé. Esa preocupación hace que pienses que tienes la situación bajo control; por eso no dejas de pensar en la fiesta durante toda la semana. Y tienes razón: anticiparte a la fiesta puede hacerte pensar en estrategias que te permitan disfrutar de la comida sin excederte: estar más presente, conversar con tus colegas, saborear y disfrutar la alta gastronomía conservando el equilibrio… Hasta ahí todo bien. Cierta cantidad de «preocupación» tiene sentido y otra no. Así que a la vigésima vez que estés preocupándote por la fiesta, por si comerás de más, por si después vas a sentirte mal contigo misma, por si sería mejor poner una excusa y no ir... pregúntate: ¿Me sirve de algo esto? ¿Voy a actuar de forma diferente y como a mí me gustaría por todo este malestar que me estoy generando?

La respuesta es NO. Deja atrás ese hábito de pensamiento rumiante y desgastador, y da paso a un hábito de pensamientos más sabios.

> Cierta cantidad de «preocupación» tiene sentido. El resto ya no.

Hubo un momento en el que cada vez que te mirabas al espejo te dejabas convencer por los pensamientos fustigadores que te invadían y te decías palabras reprobadoras. Ahora ese hábito va a cambiar y cuando te mires al espejo, aunque te asalte el mismo pensamiento fustigador, ya no vas a hacerle caso, sino que lo dejarás ir, como una nube que aparece en el cielo y luego se va, y prestarás atención a algo de ti que te conecte con tu belleza o con lo maravilloso que es tu cuerpo y la cantidad de cosas que haces gracias a él. Eres una navaja suiza preciosa y con mucho estilo.

Creando nuevos hábitos de pensamiento saludable

Los hábitos se caracterizan por una secuencia: entras en contacto con una señal que dispara una respuesta en forma de conducta o de pensamiento, y ante la que obtienes una recompensa. Aquí te mostramos una herramienta que utilizamos en consulta con nuestros pacientes.

Se trata de que identifiques los tres elementos de la secuencia del hábito de pensamiento no saludable: la señal, la conducta y la recompensa, y la sustituyas por una secuencia nueva que te anime a actuar mejor.

A continuación, te mostramos un ejemplo de cómo trabajamos con un pensamiento.

Hábito de pensamientos sabios

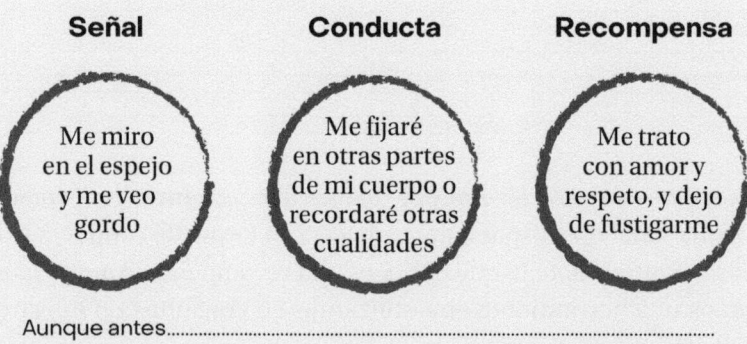

| **Señal** | **Conducta** | **Recompensa** |
| Me miro en el espejo y me veo gordo | Me digo cosas desagradables | Siento alivio porque pienso que así voy a ser más capaz de comer mejor |

Ahora cuando..

Aunque antes, al verme en el espejo (señal), me decía palabras desagradables (conducta) y creía que así iba a lograr comer de forma saludable (recompensa)...

| **Señal** | **Conducta** | **Recompensa** |
| Me miro en el espejo y me veo gordo | Me fijaré en otras partes de mi cuerpo o recordaré otras cualidades | Me trato con amor y respeto, y dejo de fustigarme |

Aunque antes..

... ahora, cuando me mire en el espejo y me vea gordo, me fijaré en las partes de mi cuerpo que más me gustan o recordaré otras cualidades de mí de las que me siento orgulloso, y me trataré con amor y respeto.

Eso no quiere decir que no vaya a aparecer el pensamiento de que mi cuerpo no es el que me gustaría. Pero que aparezca el pensamiento no quiere decir que vaya a hacerle caso. En su lugar, lo dejaré ir o le daré las gracias:

> Gracias, pensamiento, por pretender cuidarme, pero no me resultas útil. Prefiero conectar con pensamientos positivos que me ayudan a valorarme y sentirme bien. Soy una persona inteligente y con éxito en muchas áreas de mi vida. Mi energía es demasiado valiosa para gastarla luchando conmigo mismo por estar delgado.

«Puedes pasarte la vida entera deseando un cuerpo que nunca tendrás. Imagina todas las otras formas en las que puedes pasar esa misma vida.» @kristamurias

El ingrediente de la autocompasión

Tratarse con amor y respeto es justo lo que significa tratarse con compasión. Y la compasión es el ingrediente que falta en muchas dietas y planes para adelgazar, tal y como afirma Jean Fain, psicoterapeuta y profesora en la Universidad de Harvard, y autora de la obra *La dieta de la autocompasión*. Se supone que necesitas ser disciplinada, fustigarte y pasar hambre para lograr resultados exitosos: «Sin dolor, no hay recompensa» (*no pain, no gain*).

Lo que sucede con el término *compasión* es que hay personas que lo rechazan porque se asocia con ser permisivo con uno mismo y con pasar por alto todos los errores que uno va cometiendo, sin aprender nada. Y claro, si vas cometiendo errores y vas perdonándotelos sin que eso suponga un aprendizaje en tu vida, es difícil que puedas avanzar hacia la vida que quieres y conseguir los propósitos que tienen sentido para ti. Además, el término *compasión* lleva asociado un velo de victimismo, de sentir lástima, fruto de nuestra herencia judeocristiana. Y nadie quiere sentir lastima de sí mismo. ¡De ninguna manera!

Olvida, pues, todas esas connotaciones asociadas a la palabra *compasión*. Cuando te hablamos de compasión en este libro, no nos referimos a que te victimices, sientas lástima de ti mismo o seas indulgente y vayas cometiendo errores y eludiendo tu responsabilidad todo el tiempo. Tratarse con compasión quiere decir tratarse con amor, igual que lo harías con un amigo, con un ser querido. O quizá conectes más con este sentimiento si te hablo de tu mascota. Visualiza por un momento un cachorro de labrador, tierno y adorable. Ese perrito color crema que en un anuncio de televisión de los noventa (concretamente en el año 1996) entraba en el baño y se llevaba el papel higiénico por toda la casa, creando un destrozo considerable. Incluso ahí, cuando la había liado, el sentimiento que experimentabas hacia el cachorro era de compasión, porque sabías que el perro todavía no había aprendido lo que necesitaba para comportarse correctamente en casa. Piensa en ti como en ese cachorro. Trátate con amabilidad y entiende qué necesitas todavía aprender para hacer las cosas bien.

Probablemente muchas de las ideas que te estamos contando sobre la compasión te parezcan intuitivas y te las creas porque sabes que pueden hacerte bien. Confías en nuestra palabra. Sin embargo, todas las afirmaciones, las herramientas y las técnicas que aparecen en nuestro libro están contrastadas y se basan en la evidencia científica. Aunque hace unos años no existía ciencia que respaldara este campo de trabajo, hoy hay una cantidad enorme de investigación que avala el uso de la autocompasión para lograr un mayor bienestar. Lo sabemos y estamos completamente seguros de que la práctica de la compasión va a ayudarte a comer mejor.

Según Paul Gibert, autor de *La mente compasiva*, la autocompasión es una respuesta inteligente al dolor emocional. Solo podemos mejorar de ese dolor, curarnos de ese dolor emocional, en un estado de calma. Lo que la autocompasión hace es crear una sensación de seguridad y cuidado. Y desde ese estado de cuidado, podemos empezar a afrontar lo que sea que nos está preocupando. Y, sobre todo, si para algo es útil la autocompasión, es para superar la vergüenza; la autocompasión es su antídoto. La vergüenza se sostiene en el juicio de uno mismo, el aislamiento y la sobreidentificación. Gibert afirma que la autocompasión logra rebajar esas tendencias de forma natural y, por lo tanto, reducir la vergüenza.

Sin compasión nos desconectamos de nosotros mismos, perdemos la humanidad y la amabilidad, y recurrimos a negar la experiencia o a huir de ella. En cambio, desde la compasión hacia uno mismo, somos capaces de afrontar las cosas. Nos hacemos más fuertes, con mayor tolerancia a las emociones desagradables.

> Tratarse con compasión quiere decir tratarse con amor.
> La autocompasión es el antídoto de la vergüenza.

En neurociencia, se habla de la «ventana de tolerancia», un concepto desarrollado por Ronald Siegel, pionero y autor de referencia en el mundo del mindfulness. Esta idea representa el rango de intensidad emocional que cada uno de nosotros somos capaces de experimentar. Cuando las emociones nos desbordan, salimos de nuestra ventana y dejamos de sentirnos seguros. Practicar la autocompasión hace que nuestra ventana se expanda, así que el mindfulness y la autocompasión nos ayudan a desarrollar la capacidad de estar abiertos a la vida, de vivirla muy presentes y atendiendo a nuestro cuidado. Cuando no nos dejamos en un segundo plano y atendemos a nuestro cuidado, todo cambia.

Una de las definiciones más sencillas y claras de autocompasión viene de Christin Neff, catedrática adjunta de comportamiento humano en la Universidad de Texas y pionera en el campo de la autocompasión. Neff define formalmente la autocompasión y la mide como «el aumento de la respuesta positiva y la disminución de la respuesta negativa por parte del individuo en situaciones de lucha personal».

La autocompasión se refiere a formas saludables de relacionarse con uno mismo en momentos de dolor o sufrimiento, tanto si el sufrimiento lo causa el fracaso, por creer que no eres suficiente, como si lo producen las dificultades generales de la vida.

> La autocompasión permite a los individuos aceptarse a sí mismos tal como son, incluidas sus limitaciones e imperfecciones, que son precisamente lo que los hace humanos.

La autocompasión permite a los individuos aceptarse a sí mismos tal como son, incluidas sus limitaciones e imperfecciones, que es precisamente lo que los hace humanos.

La autocompasión ayuda a las personas a tolerar mejor las emociones dolorosas como la desesperación, la ansiedad, la ira y la vergüenza. Sin embargo, el desafío inherente es darnos un abrazo amoroso a nosotros mismos cuando menos nos queremos, como cuando nos sentimos indignos y aislados. Precisamente las personas que tienen sobrepeso u obesidad experimentan a menudo estos sentimientos de vergüenza, aislamiento y no merecimiento. Por ese motivo, el tratamiento de personas con sobrepeso puede mejorarse mediante la integración de la autocompasión.

Otro dato interesante que se observa en las investigaciones de Neff es que las personas que obtienen las puntuaciones más altas en los test de autocompasión tienen menor probabilidad de sufrir ansiedad o depresión. Neff advierte que la autocompasión no debe confundirse con la autoindulgencia o la reducción de expectativas. «En mi investigación, he encontrado que el principal motivo por el que la gente es más autocompasiva es que tiene miedo de volverse indulgente consigo misma.»

A mayor autocompasión, menor probabilidad de sufrir ansiedad o depresión.

Atender tus necesidades

Vivir con actitud mindfulness y con autocompasión no es pasar de todo. Al contrario, significa escuchar a tu cuerpo para darte cuenta de lo que necesitas y que eso te ayude a sentirte feliz, con energía y lleno de vida. Es dejar de reprimirte y castigarte a través de la comida, ya sea porque te privas de ella o porque te atiborras. Cuando amas tu cuerpo, atiendes tus necesidades, y eso te hace sentirte satisfecho con la vida.

Quizá en lugar de sentirte así te sientas agobiado, abrumado, superado por tu vida. Tu cuerpo es como una olla exprés que tarde o temprano va a explotar. ¿El agotamiento, la saturación y la preocupación constantes se han convertido en tu forma de vida? Si es así, es probable que tengas una serie de pensamientos o creencias que se repitan todo el tiempo, como la historia de una película que se reproduce una y otra vez, un guion de pensamientos negativos que día tras día te invaden, generando en ti un estrés que se ha convertido ya, a estas alturas, en crónico.

¿Cuáles son esos pensamientos que te agobian? Seguramente tienen que ver con lo que tienes que hacer, con exigencias o expectativas sobre las metas que debes cumplir, las obligaciones que debes atender y todo lo que te falta para lograrlo. Y una de las cosas que por lo general más te falta es tiempo. La escasez de tiempo para atender a todo lo que se supone que debemos hacer es uno de los factores estresores por excelencia, y le echamos la culpa al reloj, como si él fuera el responsable de nuestra extenuación; sin embargo, si te sientes agotado, es probable que estés aceptando más responsabilidades de las que realmente puedes manejar y que estés concediéndote poco tiempo para descansar y recuperarte.

Sabes que deberías establecer unos límites, pero te cuesta mucho negarte a las demandas de otras personas, renunciar a agradarles atendiendo sus peticiones. ¿Tiene esto algo que ver contigo?

Seguramente sí, ya que después de la comida, sentirse aceptado y querido por los demás es uno de los factores de seguridad psicológica que más nos movilizan como mecanismo de supervivencia. ¿Recuerdas los ejemplos de nuestro ejercicio del «Bucle del para qué»? El respeto y la aprobación de los demás son importantes para nosotros. Necesitamos sentirnos queridos. Nuestros ancestros lo sabían bien: no podemos vivir sin alimento, pero tampoco podemos hacerlo fuera de nuestro clan, solos, sin la protección del grupo. Y eso que ocurría hace miles de años todavía permanece en nuestro ADN y buscamos la aprobación de las personas para sentirnos bien.

Pero ya es hora de empezar a cuestionarnos todos esos determinantes heredados de nuestra evolución como especie, ¿no crees? ¿Para qué nos son útiles hoy en día? Te proponemos un cambio que va a suponer que asumas el liderazgo de tu vida. Te invitamos a que en lugar de buscar el respeto y la aprobación de los demás, busques primero el tuyo propio, y que en lugar de atender primero a otras personas, te atiendas primero a ti mismo. Como cuando vas en avión y te

En lugar de buscar el respeto y la aprobación de los demás, busca primero el tuyo.

muestran las normas de seguridad, y esa voz en *off* te dice que en el «improbable caso de incidente aéreo», te pongas la máscara de oxígeno antes de colocársela a otra persona.

Cada mañana, haz el ejercicio de escuchar tu cuerpo. Escucha lo que te dicen tus sensaciones, tus sentimientos y emociones. ¿Qué necesitas? Colócate la máscara y atiéndete, ofrécete el cuidado que mereces para poder atender a los demás si es lo que quieres.

PRÁCTICA
Ponte la máscara de oxígeno

Escribe la respuesta a estas preguntas:
¿Cómo me siento?
¿Qué sensaciones tengo?
¿Cómo está mi nivel de energía?
¿Cómo me siento de agobiado?
Si me siento agobiado, ¿qué es lo que me agobia?
¿En qué estoy excediéndome que me provoca agotamiento?
¿De qué estoy responsabilizándome que en realidad le compete a otro?
¿Qué desastre estoy anticipando cuando no tengo la certeza de que vaya a suceder?
¿A qué recuerdo me aferro provocándome dolor?
¿Qué me gustaría conseguir, pero no me concedo el tiempo que necesito para lograrlo?

Cuando te presionas por conseguir toda la lista de metas que tienes pendientes, tu cuerpo da una respuesta de estrés. Que tu cuerpo active su respuesta de estrés no tiene por qué ser negativo. Hay un tipo de estrés positivo, llamado *eustrés*, que moviliza los recursos de nuestro cuerpo y nos hace capaces de atender las múltiples demandas del día a día. Sin embargo, no podemos mantener este estado de manera constante. Cuando nos excedemos, el eustrés bueno se convierte en distrés y acarrea una serie de consecuencias perjudiciales para nuestra salud. Para regular ese estrés nocivo, es preciso compensarlo con acciones que activen el sistema parasimpático, que es el encargado de relajarnos para que descansemos y nos renovemos. Piensa en tu cuerpo como una máquina con mecanismos perfectos. Cuando necesita que estés activo, con energía y capacidad para atender los diferentes retos, ya sea organizar a los niños para que lleguen a tiempo al colegio o entrenarte para correr tus primeros 10 km, tu sistema simpático se activa y el parasimpático se anula. O trabaja uno o trabaja el otro, pero no pueden convivir los dos. Estos dos sistemas son inversamente proporcionales. Cuando el simpático está de turno, como lo que hace es enviar más sangre a tus extremidades para que puedas salir corriendo, tu cuerpo envía menos sangre al cerebro, al sistema inmunitario y al sistema digestivo, lo que provoca falta de concentración, mayor vulnerabilidad a coger un resfriado o a tener dolores de barriga o malestar por no digerir bien. ¿Te has visto reflejado en alguno de estos síntomas?

Por eso es tan importante que en tu día a día te procures actividades que te relajen y activen tu respuesta de calma, actividades con las que fluyes y que hacen que el parasimpático se active. Cuando te cuidas, tus sentimientos de distrés empiezan a convertirse en eustrés y te sientes más preparado para enfrentarte a las complicaciones de la vida con una sonrisa.

Y aquí es donde muchas personas que todavía no han aprendido a escuchar a su cuerpo recurren a la comida para generarse esa sensación de calma. Es normal que no puedas escuchar a tu cuerpo. ¿Cómo vas a escucharte si vas tan estresado que ni siquiera escuchas a los que te rodean? Si quieres cambiar tu alimentación y tener una relación sana con la comida, es muy importante que dirijas la mirada hacia tu estilo de vida. Por muy ocu-

> Es importante que en tu día a día te reserves actividades que te relajen y activen tu respuesta de calma. Actividades con las que fluyes y hacen que el parasimpático se active.

pada que esté tu vida, es vital que encuentres tiempo para las cosas que te importan. Una paciente nos decía: «Ya no necesito atiborrarme o abandonarme a los dulces, porque estoy conectada conmigo misma. Sé lo que necesito y me permito satisfacerlo. Necesito descanso, pasar ratos con amigos, practicar deporte, leer cosas interesantes, etc.».

Tratarte con compasión no significa que seas indulgente o dejado contigo mismo, o que no tengas metas o expectativas de mejora. No es que no haya metas, sino que la meta es vivir respetándote y cuidando de ti mismo. Es vivir conforme a tus valores, respetando las cosas que más te importan. No se trata de llegar a un lugar determinado, sino de vivir con atención plena, siendo coherente con lo que es importante para ti y te hace feliz.

Tratarse con compasión significa no ser duro con uno mismo cuando las cosas no te salen bien, cuando fallas, cuando traicionas tu palabra. Tenemos que aceptar que no somos perfectos y, desde esa aceptación, comprometernos con encontrar la forma de hacerlo mejor. Seguir una alimentación sana todo el tiempo no es fácil. Si cuidarse fuese fácil, todos estaríamos haciéndolo bien. Y créeme que la mayoría de las personas no lo hacen del todo bien. Un artículo publicado en la revista *Nutrition* en el 2019 muestra que el 95 % de las personas que han seguido una dieta restrictiva para controlar el peso lo han recuperado al cabo de un tiempo.

Si cuidarse fuese fácil, todos estaríamos haciéndolo bien.

Entonces, abandona la idea de hacerlo perfecto pero comprométete con la idea de hacerlo lo mejor que puedas y para ello empieza por preguntarte: «¿Qué necesita mi cuerpo?».

Puede ser que tu respuesta sea «comer algo dulce», aunque es probable que necesites algo diferente. Para conectar con lo que de verdad necesitas, te proponemos la siguiente práctica.

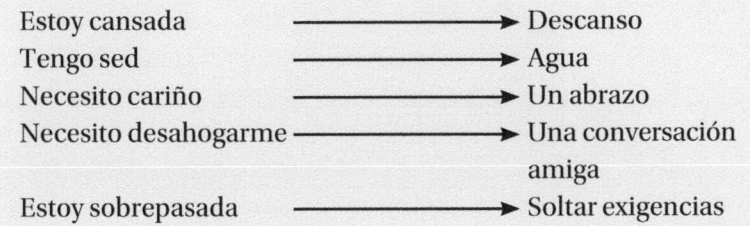

Cuando tengas ganas de comer algo, ponte la mano en el corazón, cierra los ojos y pregúntate: «¿Qué necesito de verdad en este momento?».

Estoy cansada	→ Descanso
Tengo sed	→ Agua
Necesito cariño	→ Un abrazo
Necesito desahogarme	→ Una conversación amiga
Estoy sobrepasada	→ Soltar exigencias

La importancia de tus relaciones

Trabajar tu conexión es más importante de lo que parece. En su libro *El secreto de las zonas azules*, Dan Buettner explica que las personas del planeta que más viven, las más longevas, tienen en común que están conectadas con algo. Buettner se basa en una investigación dirigida por el doctor Kaare Christensen, de la Universidad de Dinamarca del Sur, conocida como «el estudio de los gemelos daneses», que estableció que solo alrededor del 10 % del promedio de vida de una persona está dictado por los genes, dentro de ciertos límites normales biológicos. Esto quiere decir que el estilo de vida es mucho más importante; por eso, hermanos gemelos que en principio deberían mostrar la misma esperanza de vida mueren a edades diferentes.

Algo que define y condiciona nuestro estilo de vida es lo conectados que estamos. Conectados con una comunidad con la que compartimos intereses, con la familia, con un círculo íntimo o una panda de amigos... Nos gustaría añadir a esta lista la conexión con uno mismo: con tus emociones, con tus sensaciones, con tus necesidades... Lo que nos sucede hoy en día es que estamos tan

Las personas del planeta que más viven, las más longevas, tienen en común que están conectadas con algo.

ocupados que es probable que estemos prestando poca o nula atención a esos momentos de conexión. Haz la prueba.

¿Cómo de conectado te sientes contigo mismo
y con los demás?
¿Con cuántas personas has sentido que estás conectada
esta semana?
¿Qué vas a hacer hoy para conectar contigo mismo,
tu panda, tu comunidad o tu familia?

La importancia de la meditación

En este capítulo estamos dándote estrategias para que te sientas bien contigo mismo. Ya has visto que estar conectado y ser amable contigo mismo es una elección acertada. Estos dos propósitos, estar conectado y tratarte con amabilidad, puedes ponerlos en práctica a diario a través de la meditación. Y no solo vas a obtener esos beneficios, sino mucho más, porque meditar te vuelve más feliz. Está demostrado con resonancia magnética, tal y como expone el doctor Richard Davidson, doctor en Neuropsicología, investigador en neurociencia afectiva y profesor de Psicología y Psiquiatría en la Universidad de Wisconsin (Estados Unidos).

Hoy en día, uno de los campos de estudio más interesantes para nosotros es el que se refiere a la meditación y el cerebro. ¿Sabías que las emociones positivas y negativas se ven distintas en el cerebro? Cuando nos sentimos felices, contentos, vitales, en alerta, tenemos activada una mayor proporción de la parte izquierda de la corteza prefrontal. En cambio, cuando nos encontramos deprimidos o ansiosos, podemos ver una mayor actividad en la parte derecha de la corteza prefrontal, que es la parte del cerebro de más reciente desarrollo.

La meditación puede ayudarnos a ser más felices, y lo afirma una de las eminencias en este campo, el doctor Richard Davidson, que en la actualidad investiga las bases neuronales de la emoción y los méto-

Meditar te vuelve más feliz.

dos para promover el florecimiento humano desde la ciencia. Tomando como referencia su conocimiento, sigue afirmando: «La felicidad puede entrenarse, porque todas las estructuras de nuestro cerebro son susceptibles de modificación». De lo que nos habla Davidson es de la neuroplasticidad, de cómo nuestras experiencias repetidas dan forma a nuestro cerebro.

> «La felicidad puede ser entrenada porque todas las estructuras de nuestro cerebro pueden ser modificadas.»

Richard Davidson y otros investigadores lo comprobaron en un estudio que comparaba la actividad cerebral del dalái lama con la de otros 175 participantes que habían llevado al laboratorio. En las resonancias del dalái lama se observó una mayor proporción de actividad en la región izquierda, la que alberga las sensaciones de bienestar. Entonces se preguntaron, ¿es esto una simple coincidencia? ¿El dalái lama nació feliz y por eso decidió convertirse en monje, en meditador, y dedicar su vida a meditar? ¿O los cientos de horas que ha invertido en su práctica han tenido este impacto en su cerebro?

Para resolver esto, llevaron a cabo un ensayo controlado aleatorio. Tomaron a 41 empleados de biotecnología que nunca habían meditado y los dividieron en dos grupos distintos. Los asignaron aleatoriamente a uno de los dos: al grupo de intervención en el que sí se practicaba la atención plena, conducido por Jon Kabat-Zinn, o al grupo control en el que no se meditaba. El grupo de intervención pasó cuatro meses practicando. ¿Qué creéis que sucedió? ¿Ocurrió algún cambio en la actividad del cerebro? Lo que encontraron es que cuatro meses después, había diferencias significativas. Se observaba una mayor activación de la región izquierda, con mayores emociones positivas y mayor vitalidad y energía para afrontar el día a día, en el grupo que meditaba. ¡Esto es maravilloso, porque demuestra que tenemos en nuestro poder la capacidad de ser más felices! Y no creas que eso es algo tan fácil de conseguir. Por lo menos, no si empleamos para buscarlo los métodos que usa la mayoría de la gente. Pero tú no eres esa mayoría; eres un lector curioso y con ganas de alcanzar su bienestar. No nos desviemos y vamos a explicar cómo lograr ser más feliz. En psicología hay algo llamado *línea basal de felicidad.* ¿Qué es? Hace referencia a que las personas, igual que tenemos una línea basal de peso, también tenemos un nivel de felicidad que nos sirve de referencia. Incluso cuando la vida nos regala circunstancias extraordinarias, como ganar la lotería, la sensación inicial de euforia que nos hace pensar que nuestra vida será increíble para siempre va desapareciendo después de un año y regresa a nuestro nivel medio de felicidad. Y lo mismo sucede cuando pasa a la inversa: los estudios muestran que las personas que han vivido un terrible accidente bajan considerablemente su nivel de felicidad en el primer año, pero después de ese tiempo casi han alcanzado de nuevo su línea basal.

Esto tiene una lectura positiva y otra negativa, ¿la has captado? Seguro que sí. Si naciste con una línea basal de felicidad alta, es genial, porque no importa lo que te pase: ya pierdas tu trabajo o te divorcies, volverás a tu punto inicial, como esos muñecos que por mucho que los empujes y los hagas caer vuelven a ponerse de pie. Pero ¿qué ocurre si perteneces al grupo de los que no se consideran muy felices? Aunque trabajes muy duro para ganar mucho dinero y tengas una casa en la playa, o ganes la lotería, o te cases con la persona perfecta, ya sabes dónde volverá el muñeco al cabo del tiempo.

Esto no quiere decir que no puedas aumentar tu nivel de felicidad, sino que no lo lograrás con elementos externos como más dinero, una casa más grande, una nariz perfecta, etc., sino a través de tu trabajo interno: vivir más atento, valorando lo que tienes, de acuerdo a tus valores y aprendiendo a tratarte con amabilidad. Sonja Lyubomirsky, profesora de la Universidad de California, lleva más de veinte años estudiando qué nos hace felices y cómo podemos lograr aumentar nuestro nivel de felicidad. Sus estudios empíricos responden a esas preguntas y concluyen que tenemos en nuestra mano el poder de ser más felices, y eso no depende de las circunstancias o la influencia genética, sino de nuestros actos deliberados; es decir, lo que decidimos hacer con nuestra vida.

Cambiar nuestro espacio interior a través del entrenamiento de la mente, del corazón y del cuerpo puede cambiar nuestros niveles de felicidad.

Practica, practica y vuelve a practicar

En otra investigación llevada a cabo por la doctora Sara Lazar, de la Universidad de Harvard, se concluyó que las partes del cerebro de los meditadores que se relacionan con la atención, la concentración, la inteligencia emocional y la compasión estaba haciéndose más fuerte y grande. A esto se le llama *engrosamiento cortical* y está correlacionado con la práctica. Lo que practicamos se vuelve más fuerte, ¿te acuerdas?, y además se convierte en un hábito. Otra de las evidencias que encontró el equipo de investigadores del laboratorio que dirige la doctora Lazar es que la meditación puede retrasar la atrofia relacionada con la edad de ciertas áreas del cerebro. Sin duda, esto es un buen motivo para practicar; imaginamos que te gustará llegar hasta el final de tus días en plenas facultades…

Lo que practicas se vuelve más fuerte. Tenemos la capacidad de ser más felices.

Volviendo al engrosamiento cortical, en este momento tú ya tienes formadas en el cerebro unas supercarreteras de hábitos que han ido fortaleciéndose con el paso del tiempo. Igual que sucede cuando te tiras por una montaña nevada con un trineo, dejas un surco que cada vez se hace más hondo y definido, y la tendencia es a coger ese mismo camino cada vez que te deslices por la montaña.

El mindfulness te ayuda a comenzar a excavar otro camino. Estás desbrozando tu cerebro, estás limpiando el sendero de arbustos, creando un nuevo camino neural, y eso te permite actuar de forma diferente: «Voy a actuar con compasión esta vez o con un poco más de paciencia o una mayor presencia». Así que, en lugar de ir por la antigua autopista de los hábitos, estás cambiando y escogiendo otro camino. Y cada vez que haces esto, estás fortaleciendo ese sendero, para que al final se convierta en algo automático que te requiera poco o ningún esfuerzo.

Estrategias de autocompasión para momentos críticos

Trazar ese nuevo camino no es algo que vayas a conseguir de hoy para mañana. Como ves, esto es un resultado que requiere práctica. Con el tiempo, aprenderás a aplicar la perspectiva de la autocompasión a tu relación con la comida. No obstante, para ayudarte en los momentos críticos que puedan aparecer hasta que esa nueva carretera se haya formado en tu cerebro, te dejamos este kit de emergencia para cuando las emociones te sobrepasen y lo que te apetezca sea comerte una tableta de chocolate entera.

5 ESTRATEGIAS DEL KIT DE EMERGENCIA

Prueba con alguna de estas estrategias de emergencia:

1. **Suelta presión, como una olla exprés.** Desarrolla alguna pequeña actividad que te permita liberar estrés: canta, salta, baila, haz garabatos en un papel o rómpelo en pedazos. No es broma; una madre que se descontrolaba y empezaba a comer cuando su hijo se ponía malo recuperaba la calma saltando.

   Despotrica en voz alta si eso te hace sentir mejor; enfádate y pega un buen grito que te permita limpiarte de emociones negativas; date permiso para lanzar por la borda la razón, la lógica y los buenos modales; ve a un lugar privado en el que puedas estar a solas. A nosotros nos encanta esa sensación de paz que uno siente en el coche una vez que ha aparcado o antes de arrancar. Suelta todo lo que llevas dentro. Conecta con tus sentimientos en lugar de tratar de enterrarlos en comida.

2. **Comparte tus sentimientos.** Si lo de gritar, cantar o bailar no te convence, otra opción es llamar a un amigo. Una de esas personas que tienes en tu vida y que saben hacerte reír, que te aconsejan y te escuchan. Alguien a quien verdaderamente le importas. Sí, esa persona en la que estás pensando. En redes sociales, recuerdo haber leído que alguien llamaba a esos amigos «personas casa». Quedar con ellos es como volver a tu hogar. Siempre están ahí, aunque haya pasado mucho tiempo, y te aportan seguridad, cariño y acogimiento. Y si tu amigo no tiene tiempo para conversar, simplemente queda con él para hablar más tarde y en su lugar escribe tus reflexiones. Desenreda tus sentimientos. Intenta escribir durante tres minutos antes de comer. Es menos probable que comas en exceso cuando te tomas el tiempo para comprender qué está produciendo tu hambre y piensas qué podrías hacer en su lugar.

3. **Cambia de escenario.** Obtén una perspectiva nueva del lugar; eso hará que, además de física, tengas una nueva perspectiva mental. Incluso aunque solo sea un momento, abandona la habitación, la sala, el espacio en el que estás. Si estás alrededor de una mesa, siéntate en una silla diferente. Si has generado rituales relacionados con la ingesta emocional, como por ejemplo pasar por el súper a comprarte algo dulce cada vez que sales del trabajo, toma una ruta diferente y evita la que te resulta familiar y que está llena de señales que desencadenan tu hábito.

4. **Relájate, respira y estira.** El estrés se acumula en nuestro cuerpo y crea más estrés e incomodidad. Si no puedes cambiar tu vida, o la próxima hora, aún puedes ser amable contigo mismo y estirar el cuello o la espal-

da. Trata de crear comodidad en tu cuerpo de una forma que no implique comer. Haz algunas respiraciones profundas y, a continuación, presta atención a tu respiración solo durante 60 segundos. Ponte la mano en el corazón durante este tiempo, para hacer ese minuto todavía más reparador. Notarás que empiezas a relajarte y estarás invirtiendo el ciclo del estrés. Recuerda que cuando activas la respuesta de calma, se anula la del estrés.

5. **Descansa.** A veces, el estrés y la sobrecarga conducen a la creencia de que no puedes permitirte detenerte y necesitas seguir produciendo más y más, ya sea en casa o en el trabajo. Ten en cuenta que esos momentos son ideales para comer por estrés. Si quieres evitarlo, date permiso para tomar breves descansos durante la jornada, incluso si es solo un minuto o dos.

En realidad, no se trata de trabajar más o más duro, sino de hacerlo de forma más eficaz. Identifica tus tres prioridades principales ese día y también prioriza un acto amable que harás solo por ti. Si estás haciendo la lista cuando el día ya ha avanzado, comienza directamente con el acto amable.

Estas estrategias pueden resultarte útiles cuando te veas sobrepasado. A menudo es el trabajo el que nos hace experimentar esas sensaciones de falta de control. En lugar de llegar al extremo de verte sobrepasado, prueba a combinar períodos de máxima atención al trabajo con pequeños momentos de descanso. Por ejemplo, existe la técnica Pomodoro: es un método creado por Francesco Cirillo que consiste en trabajar totalmente enfocado en una tarea durante 25 minutos y descansar cinco. Durante esos 25 minutos no puedes distraerte con otras tareas como consultar el correo, ir a mirar otro proyecto que te haya pasado en ese momento por la cabeza, hablar con un compañero o atender el teléfono. Es parecido a lo que nos pasa mientras meditamos, que solo nos dedicamos a prestar atención a la respiración; en este caso, solo nos enfocamos en trabajar en la tarea que hayamos decidido. Cuando terminan los 25 minutos, también debes respetar la obligación de hacer el descanso de la tarea: levántate de la silla, bebe un vaso de agua o, ahora sí, ve a saludar a tu compañero. No se trata de trabajar más, sino de aprender a hacerlo de forma más inteligente.

Si quieres que algo ocurra, dedícale tiempo. Por eso, si quieres empezar a cuidarte y a tratarte con amabilidad, es más probable que lo hagas si te planificas. Usa la plantilla que te mostramos a continuación para concretar qué acto de autocuidado vas a hacer cada semana; por ejemplo, el lunes voy a empezar las clases de guitarra, que siempre he querido tocar; el martes voy a aplicarme con calma una mascarilla de esa crema hidratante que tanto me gusta y tan bien huele; el miércoles voy a llamar a mi amiga Karen para tener una conversación; el jueves voy a salir a pasear por el parque y escucharé uno de los audios de meditación; el viernes voy a buscar una cafetería nueva donde pasar un rato con una buena lectura; el fin de semana voy a salir a correr y a pasear por la playa.

Responde a las casillas 1, 2, 3 antes de que llegue el día de la actividad, y las casillas 4 y 5 una vez que haya pasado. De esta forma, vas a tomar conciencia de las cosas que te funcionan y de las que no lo hacen tanto. Y ya sabes: si algo te funciona, repítelo.

PLANNING SEMANAL DE AUTOCUIDADO CON AMABILIDAD Y COMPASIÓN

DÍA	1. Actividad de cuidado y autocompasión	2. ¿Qué desafíos pueden aparecer que te impidan cuidarte?	3. ¿Qué plan usarás si aparecen esos desafíos?	4. ¿Ha funcionado tu plan?	5. ¿Qué harías diferente si pudieras repetir este día?
LUNES					
MARTES					
MIÉRCOLES					
JUEVES					
VIERNES					
SÁBADO					
DOMINGO					

IDEAS CLAVES DEL CAPÍTULO

- No esperes a estar delgado para sentirte bello. La belleza es una actitud.

- Busca otras motivaciones diferentes a la delgadez que te inspiren a cuidar de tu cuerpo y tu alimentación.

- Vive tu vida como si las básculas no existieran.

- Tratarte con compasión no significa que seas indulgente o dejado contigo mismo, o que no tengas metas o expectativas de mejora. No es que no haya metas, sino que la meta es vivir respetándote y cuidando de ti mismo. Es vivir de acuerdo a tus valores, respetando las cosas que más te importan. No se trata de llegar a un lugar determinado, sino de vivir con atención plena, siendo coherente con lo que es importante para ti y te hace feliz. En realidad, lo que es importante y lo que te hace feliz son la misma cosa, ya que uno es realmente feliz cuando hace cosas que le importan.

- ¿Qué necesita tu cuerpo? Trabajar la conexión contigo mismo y con los demás. Te hará ser más feliz y vivir más tiempo. Las personas que más viven, las más longevas, tienen en común que están conectadas con algo.

- Otra cosa que te hará más feliz es meditar.

- Podemos entrenar la felicidad. Tenemos en nuestro poder la capacidad de ser más felices viviendo más atentos, valorando lo que tenemos, de acuerdo a nuestros valores y aprendiendo a tratarnos con amabilidad.

6

ENTRENAMIENTO EN MINDFULNESS Y MINDFUL EATING

Lo que practicas se hace más fuerte.

SHAUNA SHAPIRO

¿De qué vamos a hablar en este capítulo?

Entrenamiento de 8 semanas para vivir una vida y una alimentación conscientes.

- Semana 1: Meditación centrada en la respiración
- Semana 2: Body scanner. Conexión con tu cuerpo
- Semana 3: Sal de tu zona de confort alimentaria
- Semana 4: Ajusta tu velocidad: comer como un perezoso
- Semana 5: Comer sin pantallas
- Semana 6: *Check list* de la técnica EHVA
- Semana 7: El segundo mágico: diferir la gratificación
- Semana 8: Amar tu cuerpo

Llevamos años practicando el mindfulness y disfrutando de sus beneficios; sin embargo, por hache o por be, uno deja de meditar con la frecuencia y la regularidad que le gustaría. A nosotros nos ayuda a practicarlo la app Calm, que tenemos descargada en el móvil y nos envía a diario recordatorios de conciencia plena con mensajes maravillosos como estos:

«La meditación lleva su tiempo, pero la verdad es que te da más tiempo.»

«No puedes detener las olas, pero puedes aprender a surfearlas.»

«Con una mente calmada y despejada, la cadena que nos ata al estrés se afloja.»

«La vida nos arroja muchas oportunidades. Cuando estamos quietos, estamos en mejores condiciones para atraparlas.»

«La mejor manera de cuidar el futuro es cuidar el presente.»

Fíjate en que todo lo que rodea al mindfulness está impregnado de amabilidad. Cuando llevas un tiempo sin meditar, la app no te escribe un mensaje para decirte: «¡Tú! ¿No sabes que tienes que meditar cada día para que esto surta efecto? Así no vas a conseguir nada. Siempre dejas las cosas a medias. ¡¡¡Haz el favor de ponerte a meditar ya!!!».

Recuerda este cariz amable cuando empieces a entrenarte en la práctica del mindfulness y las cosas no te salgan tal y como te gustaría.

Esta mañana, en nuestra meditación, la app nos ha informado de que hemos cumplido 200 días de práctica seguidos, lo cual es un logro que queremos compartir contigo. Mindfulnear es uno de los hábitos más maravillosos con los que puedes comprometerte. Te convierte en una persona con más capacidad para prestar atención, más presente, menos dispersa, más calmada, más VIVA. Todo se hace más real y auténtico.

Hay una metáfora que lo explica a la perfección. Es como si estuvieras en una habitación iluminada por una bombilla de luz tenue. Hay partes de la habitación que quedan a oscuras y solo te centras en mirar aquello que alcanza a mostrar la bombilla. La práctica del mindfulness es como si cambiaras esa bombilla por una mucho más potente y brillante: de repente, puedes ver toda la habitación tal y como es. Ya no hay zonas oscuras y ves todo el espacio al completo. Tu perspectiva es más rica y auténtica. Esto es lo que se siente.

PRÁCTICA
Un *must* del mindfulness: meditación centrada en la respiración

Si nunca has meditado, quizá no sabes cómo empezar. Una idea que queremos sugerirte es estar simplemente dos minutos prestando atención a tu respiración. No se trata de modificar tu respiración, solo de observar cómo el aire entra y sale. Mientras te detienes en tu respiración, cada vez que la mente se despiste, vuelve a llevarla a tu respiración de forma amable, sin juzgarte. No busques sentirte de ninguna forma en especial; simplemente, entrena tu mente en este ejercicio de atención.

Prueba a hacer esta práctica sencilla todos los días durante una semana y observa cómo te sientes. Todo lo que sientas será bienvenido.

Para notar resultados con tu meditación, lo importante es que te comprometas con una práctica continua. El profesor Mark Williams, de la Universidad de Oxford y autor de *Mindfulness. Guía práctica para encontrar la paz en un mundo frenético*, afirma que la gente que practica más de tres veces a la semana obtiene mejores resultados. Por lo tanto, ser un entusiasta del mindfulness no es suficiente. Lo sentimos, pero además de que te apasione, debes hacer el trabajo. Hay que hacerse el propósito de meditar diariamente. Tal y como dice John Kabat-Zinn: «No tiene que gustarte; simplemente, hazlo».

> No tiene que gustarte; simplemente, hazlo.

Williams también lidera un proyecto de investigación llamado Myriad para promover el bienestar y la capacidad de recuperación de los jóvenes; es decir, la capacidad de adaptarse a las dificultades durante la adolescencia a través de la utilización de técnicas de atención plena. Y es que la adolescencia es un momento vulnerable para el inicio de las enfermedades mentales: según un estudio liderado por Ronald Kessler, el 75 % de ese tipo de trastornos comienzan antes de los 24 años y la mitad lo hace antes de los 15. «Al promover una buena salud mental e intervenir temprano, sobre todo en la infancia y la adolescencia, podemos ayudar a prevenir que la enfermedad mental se desarrolle y mitigar sus efectos cuando lo hace.» Así como el entrenamiento físico se asocia con la salud física, el entrenamiento de resiliencia psicológica se relaciona con la salud mental. El programa se basa en el curso MBCT, Mindfulness Based Cognitive Therapy-Terapia Cognitiva Basada en Mindfulness, de ocho semanas de duración y que previene la depresión y promueve la salud mental en adultos. Está adaptado para atraer a los adolescentes y para trabajarlo en un aula convencional.

Si no estás participando en un programa como el que lidera el profesor Williams, que te ayuda a meditar, uno de los hándicaps con los que te encontrarás a la hora de practicar es la falta de tiempo. Además de no encontrar el momento de hacerlo, para algunos meditar es una pérdida de tiempo, por lo que al final, cuando sí se dedican a ello, lo hacen con prisa. Y, querido amigo lector, *meditar* y *prisa* son incompatibles. Se repelen, sobre todo porque cuando vas con prisa, tu mente no está en el presente, sino en aquello que debes hacer a continuación.

Para ayudarte a encontrar el tiempo para meditar y darte una estructura que seguir, vamos a proponerte un entrenamiento enfocado en objetivos concretos, con el propósito de incorporar el mindfulness en la vida cotidiana; en concreto, en el acto de comer.

Programa de semanas

Diseño de un programa de 8 semanas
Propuesta de prácticas para realizar a lo largo de ocho semanas, siguiendo el tipo de entrenamiento de los programas MBSR (Mindfulness-Based Stress Reduce) y MB-EAT (Mindfulness-Based Eating Awareness Training).

– Semana 1: Practica meditación centrada en la respiración

Practica durante cada uno de los siete días de la semana la meditación centrada en la respiración.

El tiempo ideal de práctica de meditación es entre 25 y 35 minutos al día. Descubre qué momento del día es mejor para ti; inténtalo dos veces al día y así sabrás qué momento es el mejor.

Lidiar con las distracciones

Lo difícil es ponerse, porque nunca encuentras el momento ideal. En ocasiones pensarás: «Ahora me tocaría meditar, pero no voy a hacerlo porque tengo mucho trabajo». O por el contrario: «Ahora me tocaría meditar, pero no voy a hacerlo porque ya estoy lo bastante relajado». Cuando te pase eso, adopta la estrategia de ponerte a meditar solo 2 minutos; verás como cuando hayas acabado esos dos minutos, ya no te cuesta continuar. La barrera principal es la pereza que da empezar, pero una vez que has iniciado la práctica engañando al cerebro con esta táctica, el resto ya es mucho más fácil. Por cierto, este sistema funciona para todo aquello que estés procrastinando.

Si, durante la práctica, tu mente se distrae persiguiendo pensamientos, no estás haciendo nada malo. La naturaleza de la mente es pensar. Una de las cosas que nos distraen con mayor frecuencia son las expectativas acerca de lo que va a suceder durante la práctica. Por ejemplo, si va a costarte mucho o no y cómo vas a sentirte.

Así que, si una vez empezada la meditación, tu mente empieza a irse de un lugar a otro, ten en cuenta que es lo habitual. No te preocupes por ello. Es incluso conveniente para mejorar. Es como si quisieras entrenar, pero sin levantar ningún peso o sin ninguna resistencia: no podrías ejercitarte para desarrollar tus músculos. Pasa lo mismo con la meditación; cada vez que tomas conciencia de que tu atención se ha desviado hacia otra cosa y la devuelves a tu respiración con amabilidad, es para tu mente como 20 sentadillas para tus glúteos. Si te das cuenta de que estás divagando, no vuelvas la atención bruscamente a la respiración. Primero conecta con tu cuerpo y luego, con tu respiración.

Ten en cuenta que cambiar el foco no cambia necesariamente la manera de enfocarte. No se trata solo de trasladar la atención de los problemas o las preocupaciones a la respiración, sino de hacerlo de forma amable y sin juicio. Toma conciencia de cómo te enfocas cuando meditas.

También puedes probar con el ejercicio de etiquetar tus distracciones durante la práctica: por ejemplo, si tu mente se va detrás de un pensamiento, cuando te des cuenta di «pensando»; si se distrae con una sensación del cuerpo, un picor, un dolor o una sensación de frío, di «sintiendo», y si se va detrás de un ruido o un sonido, lo etiquetas con un «oyendo».

Pensamiento-pensando.
Sensación-sintiendo.
Sonido-oyendo.

Además, puede resultarte útil experimentar con pequeños cambios durante la práctica para ver cómo te sientes. Por ejemplo, cambia el lugar en el que haces la meditación y observa cómo te sientes. Siéntate en otro sitio, hazlo en el coche en lugar de en casa o antes de dormir en lugar de al despertar, y valora cuándo te resulta más fácil la práctica.

Lleva el registro de tu progreso

Cada día, durante una semana, después de meditar coge tu hoja de registro y anota la información siguiente: cuándo y dónde has meditado, qué sensación has experimentado: resistencia, tranquilidad, concentración, dispersión, etc. Apunta también las observaciones que tú consideres. Por ejemplo: «Hoy he notado cierto avance durante la práctica. He sentido sensaciones agradables, una mayor concentración y sensación de bienestar…».

DÍA DE LA SEMANA	TIEMPO Y LUGAR DE MEDITACIÓN	SENSACIÓN ☺ ☺ ☹	OBSERVACIONES
LUNES			
MARTES			
MIÉRCOLES			
JUEVES			
VIERNES			
SÁBADO			
DOMINGO			

– Semana 2: Practica body scanner. Conexión con tu cuerpo

La práctica del body scanner, escáner corporal, ha demostrado ser una forma de meditación extremadamente poderosa. Junto con la meditación centrada en la respiración, forma el núcleo de las prácticas que llevan a cabo las personas que siguen un programa MBSR (Mindfulnes-Based Stress Reduction).

Consiste en hacer un escáner imaginario de tu cuerpo; es decir, hacer un barrido de tu cuerpo con la mente, dedicándoles una atención cariñosa, de corazón abierto e interesada a sus diversas regiones. Puedes comenzar por la cabeza o por los pies, y bajar o subir.

Habitualmente se empieza de abajo arriba. Aquí tienes las instrucciones:

PRÁCTICA
Body scanner

Túmbate bocarriba con los brazos estirados a los lados en un lugar en el que estés cómodo. Tápate si crees que vas a tener frío.

Toma conciencia de tu cuerpo como un todo, desde la cabeza hasta los dedos de los pies. Siente su peso en los cojines, la cama o el suelo debajo de ti. Sé consciente de todo tu cuerpo, su peso, su temperatura, cómo se siente.

Toma conciencia de la respiración; siéntela entrando y saliendo del cuerpo. Nota el pecho y el abdomen subiendo y bajando al mismo tiempo que entra y sale la respiración. Puede que percibas que otras partes de tu cuerpo se mueven suavemente con la respiración: la espalda, los hombros, incluso los brazos o las piernas. Puedes usar la respiración para hacer más profunda tu relajación corporal, llevando la respiración a cualquier zona de tensión, molestia o dolor que sientas, y soltando mientras exhalas.

Trata de entrar en un contacto directo con tu experiencia corporal, de modo que no estés «observando» el cuerpo desde fuera, por así decirlo, sino que te encuentres dentro de tu propio cuerpo, habitándolo. A la par que tomas conciencia de cada parte de tu cuerpo, intenta aceptar cualquier sensación con la que te encuentres. Puede que algunas partes se sientan relajadas, sueltas y cómodas, mientras que otras tal vez estén tensas, incómodas o con dolor. Y aun otras partes puede que se mantengan insensibles.

Ahora vas a empezar el escáner o barrido corporal por los pies; presta atención a los dedos del pie izquierdo y luego ve moviéndote con la mente a través de todo el pie, por la planta, el talón, el empeine: luego continúa por la pierna izquierda; incluye el tobillo, la espinilla y la pantorrilla, la rodilla y la rótula, el muslo en su totalidad, en la la superficie y en el fondo, la ingle y la cadera izquierda; luego, empieza la misma operación con el pie derecho: los dedos de los pies, la planta, el talón, el empeine; luego, hacia arriba, la pierna derecha de la misma manera que la izquierda.

Ahora pon el foco despacio en la zona pélvica, incluidos de nuevo las caderas, las nalgas y los genitales; la parte inferior de la espalda, el abdomen y luego la parte superior del torso; la parte superior de la espalda, las costillas, los senos, el corazón y los pulmones, y el interior de la caja torácica, los omóplatos flotando en la caja torácica en la espalda, hasta las clavículas y los hombros. Desde ellos, nos movemos hacia los brazos. Empezamos por el brazo izquierdo. Bajamos a la punta de los dedos y, empezando por los pulgares, vamos moviéndonos sucesivamente a través de los dedos, la palma y el dorso, la muñeca, el antebrazo, el codo, la parte superior del brazo, la axila y el hombro izquierdo de nuevo.

Hacemos la misma operación con el brazo derecho: dedos empezando por los pulgares y moviéndonos sucesivamente a través de los dedos, la palma y el dorso, la muñeca, el antebrazo, el codo, la parte superior del brazo, la axila y el hombro derecho. Luego, nos movemos hacia el cuello y la garganta, y, finalmente, la cara y la cabeza. El cuero cabelludo.

Haz unas cuantas respiraciones profundas y, cuando estés listo, abre los ojos lentamente.

– Escuchar meditación guiada del body scanner
(enlace disponible en la bibliografía de este capítulo)

Cuando practicas el body scanner o escáner corporal, mueves tu atención sistemática e intencionalmente a través del cuerpo, atendiendo a las diversas sensaciones que experimentas en las distintas partes. Sin mover un músculo, puedes poner la mente en cualquier parte del cuerpo que elijas y notar las sensaciones que estés experimentando, ser consciente de ellas. Es un momento de absoluta conexión con tu cuerpo, una conexión que en ocasiones se ha perdido, como si el cable que nos une se hubiera cortado. Este ejercicio te permite tomar conciencia de las distintas partes del cuerpo, a muchas de las cuales has dejado de prestar atención porque son tan mundanas y familiares que no reparas en ellas.

Aprovecha este ejercicio para conectar con todas esas partes y agradecerles todo lo que hacen por ti. Y si rechazas alguna de ellas, no te juzgues; simplemente, observa tu sensación y sigue con tu escáner.

Para la exploración del cuerpo, si acostarte de espaldas te causa dolor o incomodidad, puedes intentar elevar las rodillas colocando un cojín debajo de ellas o llevar a cabo esta práctica en la cama en lugar de en el suelo.

Parte de la práctica de la atención plena consiste en tomar conciencia de las sensaciones, sean cuales sean y por intensas que sean, sin interpretarlas ni juzgarlas y sin reaccionar ante ellas. Este entrenamiento es muy útil cuando se trata de aprender a convivir con las sensaciones que nos provocan los alimentos gatillo, esos que nos resultan muy tentadores y que nos provocan el impulso de querer comerlos. De ahí lo de *alimento gatillo*, porque actúa como un gatillo que dispara nuestro impulso por comerlo. Entonces, cuando nos enfrentamos a uno de ellos, observamos el deseo que nos provoca, pero no por ello nos dejamos llevar por él. Aprendemos a aceptar la incomodidad que provoca resistirnos a esa tentación.

De la misma forma, cuando hay dolor en alguna parte del cuerpo, al practicar el body scanner, aprendemos a sentirlo, sin que ello nos moleste o incomode. Aprendemos a aceptar los dolores y a sostenerlos, sin desencadenar reactividad emocional y pensamientos rabiosos sobre ellos. Para que nos entiendas, si te has lesionado alguna vez, sabrás a qué nos referimos. Es lo que te sucede cuando te has hecho daño en la rodilla y cada vez que quieres flexionarla, además del dolor provocado por la lesión, te enfadas y aumentas tu malestar por la rabia que te provoca el estar lesionado. Con la práctica del body scanner, aprendes a aceptar la presencia del dolor. Aunque no te gusta y preferirías que no estuviese, tomas conciencia de que no aceptarlo no te ayuda en nada y lo único que te provoca es un malestar mayor.

Además, son numerosos los estudios que muestran cómo la práctica del mindfulness aumenta la tolerancia al dolor, ya que la intensidad de las sensaciones disminuye. Ser consciente de que tienes un dolor y aceptarlo es muy diferente de luchar contra él. Es una forma de alivio. El dolor se mitiga, y resulta una experiencia liberadora. La práctica consiste en aceptar cualquier sensación con la que uno se encuentre, tal y como sea. Si las sensaciones son agradables, intenta aceptarlas sin tratar de aferrarte a ellas; si son dolorosas, busca la manera de aceptarlas sin tratar de rechazarlas, llevando la respiración a ellas, soltando en esa zona del cuerpo.

Te animamos a practicar el escáner corporal cada día a lo largo de una semana. La duración de esta actividad puede ser más larga o más corta, en función de cómo quieras realizarla. La práctica en su forma original implica que te estires en un lugar cómodo. Puede ser una cama, un sofá o una esterilla en el suelo. Debes estar cómodo y atento. No es una actividad para dormir, sino para tomar conciencia de todo nuestro cuerpo. Es como si con tu barrido mental estuvieras abriendo las ventanas de toda tu casa, dejando que entrara aire fresco y limpio por todos los rincones. Si no quieres hacerlo estirado, también puedes practicar el escáner corporal sentado o incluso de pie. Puedes aprovechar las esperas en la cola del banco, del supermercado o en la parada del autobús.

Alternativas al body scanner

Si el barrido corporal no te seduce, puedes trabajar otras formas de conexión con tu cuerpo. Por ejemplo, haz cada día un ejercicio que implique la práctica del body scanner y el movimiento de una parte concreta del cuerpo. Practica ese movimiento al menos durante cinco minutos: gatear, saltar, hacer estiramientos, doblarse por la cintura y dejarse caer hacia delante o estirarse son buenas opciones.

También te sugerimos otra: prueba a ponerte de pie, en la postura de yoga de la montaña, y levanta los brazos hacia arriba juntando las palmas de las manos; deja caer los hombros, respira despacio, conectando con tu cuerpo. Haz un barrido de abajo arriba, empezando por los pies y terminando en la punta de los dedos de las manos.

Cada vez que pases por una parte del cuerpo, etiquétala con algo que te permita hacer:

Rostro- reír
Piernas-saltar
Brazos- abrazar
Glúteos- agachar
Etc.

PRÁCTICA
Face scanner

Y para ponerle la guinda al pastel de tu conciencia corporal, te proponemos un ejercicio muy sencillo que puedes practicar en cualquier momento. Lo hemos llamado *face scanner*, escáner de cara. A lo largo del día, tómate un momento para conectar con tu rostro y toma conciencia del gesto de tu cara. Las prisas y las exigencias del día nos hacen ir con el ceño fruncido, las mandíbulas apretadas y el gesto de preocupación o enfado en la cara.

Cuando hagas tu práctica de face scanner, toma conciencia de cómo está tu rostro en ese momento y aflójalo. Relaja la mandíbula, los ojos, la lengua y dibuja una leve sonrisa en la cara. Verás que tu cuerpo responde a este ejercicio con calma y tu percepción de ese momento también cambia.

Lleva el registro de tu progreso

Indica en esta tabla cómo ha ido la práctica:

DÍA DE LA SEMANA	TIEMPO Y LUGAR DE MEDITACIÓN	SENSACIÓN ☺ 😐 ☹	OBSERVACIONES
LUNES			
MARTES			
MIÉRCOLES			
JUEVES			
VIERNES			
SÁBADO			
DOMINGO			

– Semana 3: Sal de tu zona de confort alimentaria

Si quieres cambiar tu forma de alimentación,
empieza por cambiar los alimentos que consumes.

Lo que nos ocurre con las cosas conocidas es que nuestro cerebro se acostumbra a ellas y si no probamos cosas nuevas o adquirimos nuevos conocimientos, acabamos utilizando siempre los mismos circuitos neuronales. Eso nos hace ver la realidad, en este caso la comida, siempre de la misma manera. Si quieres cambiar tu forma de ver la alimentación, empieza por cambiar los alimentos que consumes. Tu cerebro empezará a crear nuevas conexiones y la realidad se te presentará de una forma diferente.

PRÁCTICA
Alimentos que están en mi zona de confort

Haz una lista de los alimentos que sueles comer: pan, café, leche, aceite de oliva, pollo, salmón, aguacate, yogur, avena, muesli, dátil, hummus, plátano, tomate, queso…

_____
_____
_____
_____
_____
_____

Escribe ahora la lista de alimentos a los que recurres cuando tienes un antojo: chocolate con leche, cacahuetes salados, galletas…

_____
_____
_____
_____
_____

Lleva el registro de tu progreso

A lo largo de una semana, incorpora cada día un alimento nuevo, una forma nueva de cocinar o una nueva receta. Piensa en variar los alimentos que consumes cuando tienes hambre fisiológica y también aquellos que consumes cuando tienes un antojo. Explora sabores y colores. Explora con las texturas: crujiente, blando, sólido, líquido, etc.

Rellena en esta tabla todo lo que ha ocurrido durante la práctica:

DÍA DE LA SEMANA	CAMBIO INTRODUCIDO Nuevo alimento, nueva receta, nuevo sabor, nueva presentación, etc.	SENSACIÓN ¿Te ha gustado? ☺ 😐 ☹	OBSERVACIONES
LUNES	Por ejemplo: nueva receta con quinoa	☺	Me ha gustado su textura y el sabor de los condimentos
MARTES			
MIÉRCOLES			
JUEVES			
VIERNES			
SÁBADO			
DOMINGO			

– Semana 4: Ajusta tu velocidad: come como un perezoso

¡Ojo! No estamos haciendo una oda a la pereza, lo que pretendemos es que comas tal y como lo hace este animal. Este mamífero de cara simpática, que vive en los bosques tropicales de Centro y Sudamérica, pasa la mayor parte del día en las copas de los árboles, de donde baja solo para defecar. El perezoso lo hace todo muy lento, porque no necesita apresurarse. Tampoco tiene que gastar gran cantidad de energía para mantenerse caliente, porque el clima de los bosques ya es templado. Eso le permite adoptar un estilo de vida lento, con el que ahorra energía.

Alimentación consciente

Cuando comes más despacio, le das la oportunidad al cerebro de que procese las señales de saciedad. Esto es muy importante y parte fundamental del aprendizaje para llevar a cabo una alimentación consciente.

PRÁCTICA

A lo largo de una semana, obsérvate en un mismo momento del día y entrénate en comer de forma lenta, como si fueras uno de esos perezosos.

CONTROL DE VELOCIDAD. PRACTICA COMER DESPACIO

Pasos que seguir:

1. Coloca los cubiertos al lado del plato entre bocados y apóyate en el respaldo de la silla.
2. No cargues el cubierto hasta haber tragado el bocado anterior.
3. Observa cómo masticas: ¿lo haces rápido o lento?
4. Toma nota de la duración que tienen las comidas desde que empiezas hasta que acabas.
5. Anota tus reflexiones en tu diario de la alimentación.
   - ¿Cómo ha sido la experiencia de comer más despacio?
   - ¿Cómo te has sentido?
   - ¿Has disfrutado de las comidas o te ha supuesto una molestia?
   - ¿Has experimentado la comida con la mente de un principiante?
   - ¿Cómo ha ido cambiando la experiencia a medida que han pasado los días?

Lleva el registro de tu progreso

Durante la semana, anota la información de esta experiencia en la tabla siguiente:

DÍA DE LA SEMANA	TIEMPO INVERTIDO	SENSACIÓN ☺ ☺ ☹	OBSERVACIONES ¿Qué te ha ayudado a comer más lentamente? ¿Cómo has disfrutado de la comida?
LUNES			
MARTES			
MIÉRCOLES			
JUEVES			
VIERNES			
SÁBADO			
DOMINGO			

– Semana 5: Comer sin pantallas

Para esta semana te proponemos un reto que sabemos que puede resultar desafiante. Se trata de comer durante una semana sin pantallas. Prescinde de la televisión, del ordenador y de las redes sociales. No hay Instagram, no hay Facebook ni Twitter. Tampoco te permitas trabajar o mirar correos mientras estés comiendo. Durante ese tiempo, solo estaréis tú y los alimentos que vayas a comer. Por supuesto, puedes conversar con otras personas con las que compartas mesa mientras estés comiendo.

Te sorprenderá lo diferente que es todo cuando apagas la televisión, el móvil, la tableta o lo que sea, y prestas atención a la comida y a tu familia, amigos o compañeros de trabajo con los que estás compartiendo mesa. Los tiempos de comida son espacios magníficos que puedes aprovechar para mejorar la comunicación en familia.

Lleva el registro de tu progreso:

DÍA DE LA SEMANA	COMIDA SIN PANTALLA	SENSACIÓN ☺ ☺ ☹	OBSERVACIONES ¿Cómo ha sido la experiencia? ¿Para qué te ha servido?
LUNES			
MARTES			
MIÉRCOLES			
JUEVES			
VIERNES			
SÁBADO			
DOMINGO			

– Semana 6: *Check list* de la técnica EHVA

Durante esta semana, todos los días practica con la *check list* de la técnica EHVA. Trabajamos esta técnica hace tiempo en nuestra consulta con los pacientes y tiene muy buenos resultados. La técnica forma parte del maletín de herramientas del libro *Coaching nutricional. Haz que tu dieta funcione*, que publicamos en 2015, pero en él la técnica se llamaba HEVA y no EHVA. La H iba antes que la E. El nombre de la técnica es el acrónimo de Emoción-Hambre-Velocidad-Atención. Se recuerda fácilmente si la asocias con Eva Hache, la humorista y presentadora.

En este tiempo trabajando con la herramienta, hemos visto que es más efectivo trabajar primero la **E**; es decir, valorar primero si lo que estás sintiendo es hambre física o emocional para decidir si lo que necesitas es alimento u otra alternativa. Una vez que has decidido que sí quieres comer, entonces conecta con tu cuerpo para monitorizar tus señales de hambre y saciedad con la **H**.

La **E** y la **H** son para que tomes conciencia, **antes de comer**, de si realmente tienes hambre fisiológica o estás recurriendo a la comida para cubrir otra necesidad que guarda más relación con aburrimiento o estrés, o simplemente estás comiendo porque te han puesto el alimento delante.

La **E** te permite parar y reflexionar. Si consideras que sí tienes hambre, la **H** te ayuda a valorar el hambre que tienes.

Una vez que empiezas a comer, ten en cuenta la **H** para atender a tus niveles de saciedad. Ve conectando con las sensaciones de tu estómago y no esperes a sentirte lleno por completo. Deja de comer cuando te sientas en un nivel de 6 (satisfecho). Verás como al cabo de unos minutos la puntuación ha subido a la de 7 (lleno).

La **V** te recuerda que debes comer poco a poco, saboreando cada bocado. Y la **A** te ayuda a tomar conciencia de si estás atento a tu comida o estás en modo multitasking.

Imprime la *check list* de la técnica EHVA que encontrarás en este enlace compartido: https://drive.google.com/drive/folders/16m4oaVuZ4l6T4LCkr66OTIL94-11SDej?usp=sharing y ponla en un lugar visible. También puedes ponerla de salvapantallas para recordar los principios del comer atentos. Tenla en un lugar visible que actúe como recordatorio y te ayude a llevar una alimentación consciente.

CHECK LIST TÉCNICA EHVA

Antes	E ¿Es una Emoción o hambre fisiológica lo que necesitas calmar?									
	Es fisiológica			Es emocional			¿Qué necesitas en realidad?			
	H ¿Cuánta Hambre tienes del 0 al 10?									
	1	2	3	4	5	6	7	8	9	10
Durante	Desmayado	Hambre voraz	Hambriento	Ligeramente hambriento	Ni hambriento ni lleno	Satisfecho	Lleno	Muy lleno	Hinchado	Siento náuseas

Antes de servirte, piensa en cuál es la cantidad de una ración saludable.

Durante la comida, chequea tu estómago y para en el 5-6.

V ¿A qué Velocidad estás comiendo?		
Rápido___	Normal___	Lento___
A ¿Dónde está tu Atención mientras comes?		
Atento ☺	Multitarea 😐	Piloto automático ☹

Cuando la usamos en consulta, la gente se da cuenta de en qué momento del día come más, si en la cena o en la comida; o, por ejemplo, toma conciencia de que, al no desayunar, llega hambrienta al mediodía; o de que después de un duro día de trabajo se permiten más dulces de los que les gustaría, y de que comer es una vía de escape a muchas imposiciones que tiene nuestro día a día. También descubren que cuando comen más despacio y sin distracciones, disfrutan más de la comida.

Juliana Martínez, una de las profesionales de la nutrición que se ha formado con nosotros, nos comenta que utilizar la técnica EHVA con uno de sus pacientes la llevó a las siguientes reflexiones:

> En referencia al hambre y a las emociones, se da cuenta de que es a la hora de la cena cuando más hambre tiene, ya que durante el día está muy concentrado trabajando, come poco y en muy poco tiempo; esa falta de calidad y cantidad en la comida del mediodía hace que llegue a la noche con un hambre voraz. Reconoce también que cuando se levanta no tiene mucha hambre, pero que el desayuno es un momento de placer para empezar el día. Es más bien un hambre emocional, en la que se permite alimentos dulces que le alegren el día en cierta manera antes de ir al trabajo.
>
> En referencia a la velocidad y la atención, reconoce que durante la comida del mediodía está en multitarea y come sin ningún tipo de atención, muy rápidamente, para ir de nuevo a una reunión o a cualquier otra tarea. En el desayuno tampoco pone atención; está de nuevo en multitarea, mirando el periódico mientras come o empezando ya con mensajes de trabajo. Al final, se refugia en la cena, come con hambre voraz, muy rápido y sin disfrutar en realidad, ¡necesita acabar siempre con un dulce que le satisfaga el hambre emocional!
>
> La valoración de la técnica al acabar la semana ha revelado la poca atención que pone a lo que come; más bien «engulle». Esto lo ha llevado a empezar a poner mayor atención en los sabores, identificar el tipo de hambre que tiene (física o emocional), identificar sus emociones y encontrar la manera de gestionarlas sin refugiarse en la comida. Reconoce que le encanta acabar siempre con un postre, un chocolate, y que piensa tomarlo y disfrutar de él con plena conciencia. Ha sido un ejercicio que, además, ha aportado toma de conciencia a toda la familia; desean poner mayor atención a la hora de comer, con plena conciencia, en el momento presente...

Un término que ha aparecido un número considerable de veces durante la conversación es *moderación*. Él mismo ha comentado que no se modera, que comer es un acto de libertad... Me ha llamado la atención este concepto, me ha hecho considerar que quizá en esta sociedad comer es una vía de escape a muchas imposiciones que tiene nuestro día a día. Al comer no damos explicaciones a nadie, buscamos relajarnos, pero, al final, las consecuencias nos alejan muchas veces de lo que realmente deseamos en nuestra salud y bienestar. ¿Cómo nos damos placer diariamente con otras cosas que no sea con la comida?

Lleva el registro de tu progreso

A lo largo de la semana, obsérvate utilizando la *check list* de la técnica EHVA y anota en esta tabla cómo te ha ido en cada una de esas áreas. Si te resulta útil, puedes emplear los siguientes símbolos para realizar el seguimiento: ☺ ☹ ☹

DÍA DE LA SEMANA	E ¿Hambre emocional o fisiológica?	H ¿Cuánta hambre?	V Velocidad	A Atención
LUNES				
MARTES				
MIÉRCOLES				
JUEVES				
VIERNES				
SÁBADO				
DOMINGO				

¿A qué reflexiones has llegado tú después de usar la técnica EHVA durante una semana?

Puedes utilizar tanto la *check list* como la tabla de registro para extraer información valiosa de tu conducta durante esta semana. Por ejemplo, en qué momentos has sabido conectar con las sensaciones de tu cuerpo para diferenciar el hambre emocional del hambre fisiológica. ¿Te has parado a escuchar tu nivel de hambre y saciedad antes de la comida y durante esta? ¿A qué velocidad has comido? ¿Qué estrategias has utilizado para prestar atención solo a tu comida?

¿Cómo crees que influye en la calidad de tu alimentación el uso de la técnica EHVA?

– Semana 7: El segundo mágico: diferir la gratificación

El problema con el que nos encontramos más a menudo es el de no ser capaces de resistirnos a la tentación de comer. He aquí el *quid* de la cuestión. ¿Por qué sentirme mal si puedo aliviar esa sensación desagradable en el momento, comiendo un trozo de chocolate?

Tu yo racional y sensato sabe la respuesta. Porque si cada vez que tienes ese malestar recurres al chocolate, ¿qué consecuencias va a tener esa elección? Este es un buen momento para compartir con vosotros una idea que aprendimos con Marina Díaz, psicóloga y autora del blog Psicosupervivencia, y colaboradora en el posgrado de «Coaching nutricional y nuevos enfoques de atención al paciente» de la Universidad de Barcelona: no hay cosas buenas o malas. Hay cosas que son útiles o inútiles en función de si te acercan o te alejan de la persona que quieres ser.

Entonces, si cada vez que te sientes mal comes chocolate para mejorar tu estado de ánimo, ¿te resulta útil?, ¿va a acercarte a la vida que quieres y a la persona que te gusta ser o te alejará de ello? Porque comer chocolate no tiene por qué ser

> No hay cosas buenas o malas. Hay cosas útiles o inútiles, en función de si te acercan o te alejan de la persona que quieres ser.

malo. En el libro estamos enseñándote a disfrutar de todos los alimentos, sin prohibiciones. Pero tampoco queremos que te vayas al otro extremo, a la desinhibición y pérdida de control, que es lo que te hace sentir mal contigo mismo.

Cuando te sientes mal y recurres al chocolate, aunque preferirías no hacerlo, es porque el cerebro te hace trampas y te dice eso de: «Venga, cómete un trozo, si solo va a ser hoy». Pero tú sabes que eso no es cierto, que ha habido otros cientos de «solo hoy, porque me lo merezco», «he tenido un día muy duro», «estoy muy estresada», «por este trozo no pasa nada»…

Además, no estamos hablando de las veces en las que te comes una sola onza de chocolate. Estamos hablando de los días en los que te comerías la tableta de chocolate entera. Tienes un antojo muy fuerte por ese trozo de chocolate y necesitas comértelo. Y no es hambre fisiológica, es otra sensación.

Los expertos diferencian esas dos sensaciones. Por un lado, está el antojo, que definen como un estado de mayor motivación para comer un alimento específico, y, por otro, el hambre, referida como una motivación inespecífica hacia las calorías que contiene la comida en general. Los antojos, entendidos como deseo, no tienen por qué ser siempre problemáticos; simplemente es la sensación que te empuja a querer comer algo, que experimentas ante ciertos alimentos. Sin embargo, las investigaciones científicas asocian estos antojos con consecuencias maladaptativas, como un peso no saludable, depresión, culpa, disminución de la calidad de vida o bulimia. Por lo tanto, es importante encontrar formas efectivas a través de las cuales las personas puedan manejar los antojos de comida.

Desde la perspectiva budista, los antojos son un fenómeno de interés porque se cree que son, en parte, responsables del sufrimiento humano. Se describen como intentos de prolongar experiencias agradables y de evitar experiencias desagradables.

Y hay algo muy importante que debes saber sobre los antojos: no

No podemos controlar cuándo o cómo experimentamos ese antojo. Lo que sí podemos controlar es nuestro comportamiento en respuesta a los antojos.

puedes evitarlos. Los antojos surgen de nuestro cerebro inconsciente. Es algo que experimentas, pero que no decides tú. Lo que sí puedes elegir y controlar es tu comportamiento en respuesta a los antojos.

¿Cómo superar los antojos?

Según el investigador Stephan Guyenet, autor del libro *The hungry brain: outsmarting the instincts that make us overeat*, los antojos se desarrollan como eventos mentales gratificantes espontáneos provocados por señales relacionadas con el deseo, que luego se elaboran en la memoria de trabajo; es decir, la memoria a corto plazo que nos permite recordar la información necesaria para ejecutar una tarea convirtiendo esos eventos mentales en episodios de antojo. Por ejemplo, hueles un brownie recién hecho, el olor actúa como señal, esa señal te dispara el evento mental en la cabeza, te imaginas ese brownie y tu mente elabora todo el resto del contenido asociado, incitándote a comerlo: el sabor que tiene, su textura, lo mucho que disfrutaste al comerlo, etc.

Para producir ese episodio de antojo, el cerebro se ayuda de la dopamina, neurotransmisor que hace que entres en un estado de motivación y deseo por el elemento que lo ha despertado, ya sea el chocolate, un trozo de pizza o ese queso que tanto te gusta. Y además de generar ese estado de motivación, la dopamina hace que aprendas. Te ayuda a recordar de forma inconsciente todo lo que envuelve esa experiencia de placer. Cuando la dopamina comienza a generar un pico en tu cerebro, provoca que prestes atención a lo que sucede en tu entorno y toma nota con mucho cuidado de todo lo que acompaña a esa experiencia de placer que estás teniendo; registra y almacena todas las experiencias hedónicas asociadas al consumo de ciertos alimentos. Y todo esto está en un nivel no consciente, tú ni te enteras de que está pasando. Tu cerebro toma nota del olor que desprende ese brownie, del gusto al morderlo, de su textura, nota su apariencia y registra también la ubicación, dónde lo comiste y hasta con quién estabas. Todos esos estímulos sensoriales de la experiencia que has vivido se convierten en desencadenantes de la motivación.

Igual que los perros de Pavlov aprendieron a estar motivados por la campana, que al principio era un sonido sin sentido, aprendes a motivarte por los estímulos sensoriales que asocias con los alimentos que te gustan. De esta forma, la próxima vez que huelas ese olor o que vayas a un lugar donde hayas comido brownie antes, etc., se despertará el recuerdo de un placer almacenado, lo que volverá a aumentar tu dopamina y activará ese estado motivacional. En otras palabras, causa un antojo.

Seguro que ahora te comprendes un poco más y ya no te frustra tanto sentir ese deseo por el chocolate o por los cruasanes que tanto te gustan. No es que tú seas un glotón, es que estás diseñado genéticamente para experimentar ese antojo.

Muy bien, el primer paso ya está claro: aceptar que tienes un antojo y no enfadarte o intentar luchar contra él. Ahora viene lo más importante: ¿cómo hago para no dejarme llevar por él?

Vamos a explicarte cómo lograrlo utilizando el *tridente* de las habilidades del mindfulness o atención plena. Igual que en el equipo del FC Barcelona que dirigía Luis Enrique se hablaba del mejor tridente de la historia del fútbol que formaban Messi, Neymar Jr. y Luis Suárez, en la atención plena contamos con el mejor tridente en habilidades para la autorregulación: conciencia, aceptación y desidentificación.

TRIDENTE de la AUTORREGULACIÓN

1) **Conciencia:** Se refiere a la capacidad de darse cuenta y de monitorizar los antojos.

2) **Aceptación:** Es la capacidad de abstenerse de controlar y juzgar las experiencias de antojo, dejando que estas experiencias vengan y se vayan por su cuenta, sin juzgarlas. Se trata de estar dispuesto a permanecer abierto a la experiencia incómoda que supone un antojo sin juzgarla.

3) **Desidentificación:** Es la capacidad de separarse de los pensamientos sobre los antojos.

Existen evidencias sobre la eficacia de los ejercicios que combinan distintas habilidades de atención plena para superar los antojos. En estos estudios se comprobó que se necesita la conciencia para darse cuenta del antojo, pero por sí sola no es suficiente. Para superarlo necesitamos poner en práctica la aceptación y la desidentificación.

Por su parte, las intervenciones que han trabajado solo con la aceptación del antojo no han mostrado resultados efectivos, ya que en algún caso en lugar de desaparecer aumentaron su intensidad. Los investigadores razonaron que tal vez se necesite una exposición más prolongada al antojo y la práctica de la aceptación sin reaccionar a ellas. Por lo tanto, no está claro si es útil o contraproducente capacitar a las personas para que acepten sus antojos, y, si en realidad es útil, cuál es la dosis mínima de entrenamiento.

Lo que sí ha quedado respaldado por la evidencia es la eficacia de la desidentificación en el manejo de los antojos. En un estudio acerca de cómo manejar el antojo por el chocolate, publicado en la revista *Appetite* y llevado a cabo por el Departamento de Psicología de la McGill University, en Canadá, se concluyó que los participantes que se desidentificaron de sus pensamientos experimentaron cambios en cuanto a su preferencia por el chocolate. Los investigadores descubrieron que los participantes que durante una semana se distanciaron de sus pensamientos sobre sus antojos estuvieron menos tentados por el chocolate y experimentaron antojos de chocolate menos intensos que antes del entrenamiento.

En consecuencia, la desidentificación puede ser, probablemente, una habilidad crucial de atención plena en la gestión eficaz de antojos de comida, en concreto para ayudar a los amantes del chocolate a resistirse a su tentación.

CONCIENCIA + ACEPTACIÓN + DESIDENTIFICACIÓN = FUERA ANTOJOS

Entonces, ¿cómo se practica la desidentificación? Se trata de que te des cuenta de que tú no eres tus pensamientos. Aunque tu mente te diga de forma alta y clara que vayas a comerte ese brownie de chocolate, tú eres quien toma conciencia de sus pensamientos y tiene el poder de no hacerles caso. Por ejemplo, si yo te digo «piensa que no puedes rascarte la cabeza» y a la vez te digo «ráscatela mientras piensas en no hacerlo». ¿Has podido rascártela, aunque pensabas lo contrario? ¿Lo ves? Los planos del pensamiento y de la acción son diferentes. Están tan estrechamente ligados que parece que tengamos que hacer caso a nuestra mente en todo lo que nos dice, pero no es así.

Tú no eres tus pensamientos.

Prácticas para la desidentificación

> **PRÁCTICA**
> **Técnica del navegador**
>
> Imagina tu mente como el navegador del coche. La voz del navegador te indica que debes ir por una dirección. «A 50 metros, gire a la derecha en sentido norte», pero tú no quieres ir al norte, quieres ir al sur. Y aunque el navegador te indica una dirección, tú puedes actuar por tu cuenta y tomar otra dirección.
>
> Entonces, cuando estés ante el antojo, imagina que el navegador está guiándote hacia el alimento, pero tú te das cuenta de que esa voz no eres tú y decides actuar en otra dirección. Cuando tu mente te diga «ve al armario a coger un trozo de chocolate», en lugar de hacerle caso, para, respira y sepárate de ese pensamiento. Ese pensamiento no eres tú, es solo la voz de tu navegador. Decide: ¿qué quieres hacer tú en realidad?

Si la **técnica del navegador** no te funciona, puedes utilizar la **técnica de rescate de los 10 minutos**.

MINDFUL TIP

Técnica de rescate de los 10 minutos

Para diferir la gratificación, también puede resultarte útil utilizar la siguiente técnica: cuando aparezca el pensamiento que te incita a comer, en lugar de hacerle caso, negocia con él. Dile: «Ok, gracias, mente, comeré ese trozo de chocolate, pero lo haré de aquí a 10 minutos». Eso te permite ganar un tiempo en el que tu cerebro es capaz de conectar de nuevo con tu propósito de cuidarte y anular el impulso del deseo de comer.

Lleva el registro de tu progreso

Para completar el entrenamiento en alimentación consciente de esta semana, te proponemos que te observes a lo largo del día. En el momento en que experimentes un antojo, utiliza las técnicas del navegador o de los 10 minutos para «surfearlo».

DÍA DE LA SEMANA	MOMENTO DEL ANTOJO	TÉCNICA UTILIZADA	CONSE-GUIDO ☺ SÍ ☹ NO ☹ CASI	OBSERVA-CIONES ¿Cómo ha sido la experiencia? ¿De qué te has dado cuenta? ¿Qué has aprendido? ¿Para qué te ha servido?
LUNES				
MARTES				
MIÉRCOLES				
JUEVES				
VIERNES				
SÁBADO				
DOMINGO				

– Semana 8: Amar tu cuerpo

Si te paras a pensar, de lo que se trata al final es de lograr una relación sana contigo mismo y con la comida. Dejar de fustigarte, de obsesionarte con el qué comer y de conectar más con lo que les hace bien a tu cuerpo, a tu mente y a tu corazón. Cuanto más te ames, más querrás cuidar tu cuerpo y mejores serán tus elecciones, tanto en la comida como en otras áreas de la vida. De lo que estamos hablando es de cultivar el valor del autocuidado. Tú eres la persona más importante de tu vida y te mereces lo mejor. Stephen Covey, en su libro *Los 7 hábitos de la gente altamente efectiva*, habla del principio de afilar la sierra. Covey se refiere con ello a la necesidad de parar para descansar, para resetear y lograr el equilibrio, sin necesidad de llegar a estar exhaustos.

Lo que nos sucede es que tenemos muchas obligaciones, muchas tareas por completar y no nos parece correcto parar y dedicar nuestro tiempo a otras cosas, mucho menos si tiene que ver con el disfrute o el descanso. ¡¿Cómo voy a parar ahora con todo lo que tengo que hacer?! Se ha hecho muy común la expresión «¡No me da la vida!». Pues ten en cuenta que tú eres como esa sierra a la que hacíamos referencia. La sierra necesita dejar de trabajar para afilarse porque si no deja de ser productiva y eficaz hasta el punto de romperse. Con una sierra afilada se trabaja de forma más eficiente y con más energía. Si adquirimos el hábito de parar y procurarnos actividades que nos permitan disfrutar, conectar con nosotros mismos y con las personas, vamos a sentir mayor bienestar y menor estrés. Con menos estrés, tus episodios de hambre emocional se hacen menos intensos y, cuando aparecen los antojos, eres más capaz de surfearlos y de utilizar la técnica del navegador para desidentificarte de ellos.

Lleva el registro de tu progreso

Durante esta semana te proponemos que empieces a cultivar el valor del autocuidado. Piensa una actividad para cada día en la que te muestres amor.

Puedes recuperar el plan semanal de autocuidado que trabajamos en el capítulo 5 o pensar en ideas nuevas. De todas formas, si ya has experimentado con ese plan, te servirá lo que has aprendido de esa experiencia. Igual que planificas el resto de tus tareas, planifica un tiempo en tu agenda para una actividad con la que sientas que estás cuidándote. Puede tener relación con tu cuidado físico, mental o emocional. Puede apetecerte destinar tiempo a leer esa novela que tienes pendiente, quedar con un amigo, pasear tú solo cerca del mar, practicar algún deporte que te guste, tocar la guitarra, darte un masaje o proporcionarte algún cuidado que te apetezca… En fin, tú sabes mejor que nadie lo que necesitas y lo que te permite desconectar y te hace brillar. Esas actividades que te ponen una sonrisa tonta en la cara, como cuando le has dado un beso a la persona que te gusta.

DÍA DE LA SEMANA	ACTIVIDAD DE AUTOCUIDADO	OBSERVACIONES ¿Cómo ha sido la experiencia? ¿De qué te has dado cuenta? ¿Qué has aprendido? ¿Para qué te ha servido?
LUNES		
MARTES		
MIÉRCOLES		
JUEVES		
VIERNES		
SÁBADO		
DOMINGO		

Únete a la tribu del autocuidado

Querido lector, después de este entrenamiento de ocho semanas en alimentación consciente y mucho más, estamos seguros de que has hecho descubrimientos valiosos sobre ti mismo, sobre tu forma de comer y de cuidarte. Te animamos a que incorpores la meditación diaria en tu vida y a que uses la técnica EHVA como referencia a la hora de comer. Recupera el poder sobre tu vida y arrebátaselo a la comida. Empieza a vivir sin automatismos, sin pensamientos que te empujen, sin patrones que se repitan y te hagan sentir mal. Disfruta de la comida y cuida de ti a diario. La forma en que te alimentas es una manera de expresar amor por tu cuerpo. No estás solo, nosotros compartimos tu compromiso y te acompañamos. Formamos una tribu a la que te invitamos a unirte para continuar por este camino que has emprendido, que te hace brillar y te lleva a la vida que quieres vivir.

¡Gracias por contar con nosotros!

IDEAS CLAVES DEL CAPÍTULO

- Entrena tus habilidades de atención plena y alimentación consciente con el programa de 8 semanas.

- No tiene que gustarte meditar; simplemente, hazlo.

- Come como un perezoso y sin pantallas; comerás menos y te sentirás más satisfecho.

- No puedes controlar cuándo o cómo experimentas un antojo. Lo que sí puedes controlar es tu comportamiento de respuesta.

- Para superar los antojos, utiliza el tridente de la AUTORREGULACIÓN: conciencia, aceptación y desidentificación.

- Practica la desidentificación con la técnica del navegador.

- Espera 10 minutos antes de comer algo que te apetezca mucho.

- Incorpora la técnica EHVA en tu rutina de alimentación.

- Incorpora cada día al menos una actividad de autocuidado que te aporte equilibrio y te deje una sonrisa tonta.

MINDFUL EATING PARA PROFESIONALES DE LA SALUD

La innovación requiere tres cosas: tener una idea buena, darse cuenta de que lo es y convencer de ello a los demás... y casi nunca es una misma persona la que logra las tres.

JORGE WAGENSBERG

¿De qué vamos a hablar en este capítulo?

- Qué dicen las sociedades científicas en el ámbito de la nutrición sobre el mindful eating
- Cómo comenzar a utilizar el mindful eating en la consulta
- Cuáles son los beneficios de la aplicación del mindful eating y el mindfulness en la consulta, tanto para los pacientes como para el profesional
- Protocolos de intervención para utilizar por parte de los profesionales
- Cuestionarios para utilizar con los pacientes

Si eres un profesional de la salud y has abierto el libro por este capítulo, puede que tengas inquietud por saber qué es el mindful eating. Tal vez ya has leído u oído algo acerca de esta disciplina. Quizá incluso ya la practiques o estés iniciándote en ella. Es posible que busques una oportunidad para mejorar los resultados con tus pacientes o cualquier otra cuestión. En cualquier caso, has acertado: sea cual sea el motivo, te recomendamos que leas el libro desde el principio, ya que así llegarás a este capítulo con una nueva mentalidad y aprovecharás aún más el contenido.

Si, por el contrario, no eres un profesional de la salud, leer este capítulo te servirá para ti mismo y para saber qué cualidades debería tener el profesional que te acompañe en la consecución de tu objetivo a través del mindful eating.

Como profesional de la salud, ¿cuántas veces has elaborado una pauta alimentaria para un paciente y le ha funcionado bien, ha podido seguirla y ha cambiado sus hábitos de alimentación? ¡Qué buenas sensaciones, qué satisfacción! En cambio, ¿cuántas veces has hecho lo mismo con otro paciente y el resultado ha sido el contrario? El paciente te cuenta que tiene mucha ansiedad por la comida, que no puede controlarse, que come muy deprisa, que el chocolate le pierde por las noches, que no tiene fuerza de voluntad…

¡Qué frustración! Llegados a este punto, nos preguntamos: «¿Qué puedo hacer? ¿Cómo ayudo a este paciente a que sea más consciente de lo que come? ¿Cómo puedo reducir esa ansiedad?». Estas cuestiones son muy frecuentes en consulta y te aseguramos que el mindful eating te será de ayuda en todas o casi todas.

Como profesionales de la salud, hemos de basarnos en criterios de evidencia científica y ser rigurosos en la aplicación de todas nuestras intervenciones, y el mindful eating no es una excepción. Si queremos cosechar los beneficios que la investigación sobre el mindfulness y el mindful eating nos proporciona, debemos ser también rigurosos en su aplicación.

¿Por dónde empezamos?

Existen múltiples evidencias de que el entrenamiento en mindful eating es eficaz en la disminución de episodios de atracones; así lo muestran múltiples estudios, como el titulado «Mindfulness-action based cognitive behavioral therapy for concurrent binge eating disorder and substance use disorders», publicado en el año 2011. A través del estudio sobre el tema, también se comprobó que mejoran tanto la respuesta emocional como el autocontrol con la comida. Otro aspecto muy importante en estos problemas de autocontrol es que disminuye los síntomas depresivos, según mostró la investigación de Joan Kristeller y Ruth Wolever en el año 2011 en «Mindfulness-based eating awareness training for treating binge eating disorder: the conceptual foundation». Todas estas mejoras se producen porque los pacientes mostraron un aumento significativo de la atención, el autocontrol con la comida, la reducción del estrés y la impulsividad por la comida. Además, las personas con un nivel más alto de atención plena no desarrollaron tantos episodios de alimentación emocional.

El estrés psicológico se asocia a una conducta alimentaria poco saludable. Piensa que una de las cosas que más estrés puede generar es estar reprimiéndose constantemente de comer, o desear bajar de peso a toda costa. En experimentos de laboratorio, se ha demostrado que las experiencias que generan estrés a los pacientes aumentan el consumo de calorías en mujeres con peso normal, pues parece ser que tienen un nivel de saciedad más bajo, originado

> El estrés psicológico se ha asociado a una conducta alimentaria poco saludable.

precisamente por esta situación de estrés. En condiciones estresantes, los alimentos elegidos pueden cambiar hacia productos más ricos en grasas y azúcares, y esto es más frecuente en mujeres que en hombres.

¿Qué dicen las sociedades científicas del ámbito de la nutrición sobre el mindful eating?

Pues bien, según una publicación del año 2016 de la Academia de Nutrición Humana y Dietética, el mindful eating consiste en comer de forma consciente. Se refiere a la aplicación de técnicas de atención plena a la alimentación, lo que implica tener una conciencia total e imparcial de las diferentes señales internas y externas que influyen en el deseo de comer, la elección de los productos, la cantidad que se consume y la forma en que se ingieren los alimentos. En el capítulo 2 de este libro hablamos con detenimiento de estas señales internas y externas que se producen, que el paciente entrenado debe conocer para poder identificarlas y utilizarlas en su beneficio.

En dietética, estas estrategias se han utilizado sobre todo en el manejo de la obesidad y los trastornos de la alimentación debido a sus efectos positivos, como hemos detallado en este capítulo. Esto la convierte en una disciplina útil para influir positivamente en el consumo de alimentos, para maximizar la salud y prevenir enfermedades. Además de ayudar al paciente en la toma de decisiones dietéticas que mejoren su salud, hay otros beneficios que van más allá del propio paciente, como contribuir al cuidado del medio ambiente al escoger alimentos más sostenibles.

¿Cómo puede utilizar el nutricionista este potencial en su práctica profesional?

En primer lugar, debes adquirir una formación adecuada sobre esta disciplina. Existen entidades de referencia a nivel mundial, como The Center for Mindful Eating y otros organismos privados, que ofrecen formación muy rigurosa y de mucha calidad. Una vez que hayas adquirido las competencias básicas, ya puedes comenzar a trabajar.

Si todavía no te has formado, puedes empezar con pequeñas pinceladas o ejercicios que te mostraremos en este capítulo; seguro que te ayudarán a ganar en confianza y a ver en ti y en tus pacientes el verdadero potencial.

Debes saber que no hay que hacer mindful eating con todos los pacientes, muchos no lo necesitan, o no les gusta, pero seguro que tienes otros muchos que padecen problemas de saciedad, que no consiguen controlarse a la hora de tomar determinados alimentos.

Lo ideal es que tú, como profesional, empieces a tomar conciencia real sobre tu propia situación y sobre tu alimentación. La mejor forma de poner algo en práctica con los pacientes es experimentarlo previamente en nosotros mismos.

¿Qué hacer con el estrés que me provoca practicar la atención plena? ¿Qué hacer con el estrés que me provoca incorporar algo nuevo en consulta?

Sin duda, el estrés va a agobiarte, es un comentario recurrente de muchos de nuestros alumnos. Debes saber que, para reducir el estrés, puedes actuar sobre tres puntales:

- **Novedad:** La novedad nos genera estrés; al cerebro no le gusta la novedad, es muy conservador. Por lo tanto, debes actuar sobre ello leyendo, viendo tutoriales, escuchando audios, de forma que esta disciplina ya no sea una novedad para ti, lo cual reducirá tu nivel de estrés.
- **Incertidumbre**: La incertidumbre nos genera muchísimo estrés, porque lo que no sabemos nos aterra. Comienza por pequeños pasos e irás descubriendo un mundo que se abre, el mundo de la atención plena.
- **Incontrolabilidad:** Lo que no controlamos puede generarnos estrés. Por lo tanto, decide tú cómo quieres comenzar, qué quieres

hacer: pide consejo a quien sabe y decide tú. Si tienes sensación de control, todo será más fácil.

Una vez que ya conoces cómo controlar las situaciones que te generan estrés, puedes empezar por la práctica del escáner corporal. Puedes hacerlo al principio del día o bien incluso entre pacientes. Recuerda que no requiere mucho tiempo y va a permitirte atender mejor a los pacientes y regular muy bien tu estado emocional. Esta es una de las claves iniciales. Si tú estás bien, serás mucho más efectivo en la aplicación de esta disciplina.

Después de este trabajo personal, debes saber que tanto las características del paciente como las tuyas como profesional y la relación que establezcáis entre vosotros, el método de tratamiento y el contexto en el que se lleva a cabo la sesión van a contribuir al éxito o al fracaso del tratamiento. Debes buscar la mejor combinación posible para asegurar el éxito. Así lo recoge «Psychotherapy relationships that work II», una publicación del año 2011. Como profesional, debes ser comprensivo, aceptador, empático, cordial y auténtico.

Según la publicación de Bergin y Garfield *Handbook of psychotherapy and behavior change*, es clave que tengas en cuenta que, como profesional, el trato con el paciente debe consistir en:

- no culpabilizar
- no ignorar
- no descuidar
- no negar
- no rechazar
- no aferrarse a un protocolo estricto de intervención. Dejar fluir sin juicio y con aceptación lo que vaya sucediendo

Por lo que respecta al paciente, debes buscar su compromiso activo; con compromiso por parte del paciente, todo será más sencillo.

Una vez que tengas claro esto, podrás combinar educación nutricional

Como profesional, debes ser comprensivo, aceptador, empático, cordial y auténtico.

con mindful eating. La investigación dice que puede ser muy eficaz, sobre todo al principio, cuando no te sientes del todo capacitado o no dispones de la formación o experiencia suficiente para desarrollar todo un programa completo de varias semanas de duración de mindful eating. La atención plena va a ayudar al paciente a desarrollar la motivación intrínseca o autónoma, y dado que este tipo de motivación está fuertemente asociado a un cambio de conducta a largo plazo, mejorará los resultados con el paciente. En el libro *Coaching nutricional: haz que tu dieta funcione*, hablamos ampliamente de la motivación intrínseca como pilar fundamental para adquirir hábitos de vida saludables y perdurables en el tiempo.

Comenzarás a ver que el paciente, de una forma muy inmediata, establece, gracias a la atención plena, una experiencia más placentera y satisfactoria a la hora de comer. Con el tiempo, conforme va ganando confianza en su habilidad de comer cuando tiene hambre y de parar cuando está lleno, el paciente va percatándose de que tiene el control y de que puede mejorar su alimentación y lograr un peso corporal saludable a través de esta disciplina.

A continuación, vamos a responder a muchas de tus inquietudes a través de nuestra experiencia y la de nuestro equipo de más de 12 años en consulta con pacientes en Nutritional Coaching:

¿Qué beneficios puede reportarme esta práctica como profesional?

Trabajar el mindful eating en la consulta como profesional de la nutrición trae muchos beneficios para el paciente y, como consecuencia, también para el profesional. Acompañas al paciente a tomar conciencia de los alimentos que ingiere, a prestar atención plena en el momento de comer, a aprender a respetar las señales de su cuerpo relacionadas con la saciedad, la plenitud y la satisfacción, y así regular mejor su relación con la comida.

¿Cómo se lo planteo al paciente?

La práctica de la alimentación consciente en la consulta puede llevarse a cabo de diversas maneras, una de ellas es en la misma consulta con el paciente; otra es que el paciente haga la práctica y su correspondiente reflexión en casa y luego compartirla en la sesión conjuntamente.

En la consulta

Le proponemos la práctica al paciente y detallamos qué es el mindful eating. Le explicamos que es una manera de mejorar la relación con la comida, con la que va a aprender a estar presente y prestando atención plena a lo que está haciendo, y que va a reconectar con su cuerpo para ver qué señales le manda.

Una de las actividades más sencillas para realizar en consulta es el ejercicio de la uva pasa. Puedes variar el alimento y, en lugar de una uva pasa, escoger otro que al paciente le guste mucho (chocolate, cacahuetes, patatas fritas...). Ya hemos hablado de este ejercicio en el capítulo 3. Se trata de que el paciente se aproxime a este alimento como si fuera un extraterrestre que nunca lo ha visto y que lo analice con todos los sentidos (olfato, vista, oído, tacto) y decida si es o no comestible. Una vez que concluye que puede comérselo, la ingesta se hará despacio; primero un mordisco pequeño, que dejará que se le deshaga en la boca, y así sucesivamente hasta acabar el alimento. También puede cerrar los ojos para intensificar el resto de los sentidos, lo que puede ayudarlo a tomar aún más conciencia del alimento.

Una vez que se acaba, se le hacen al paciente una serie de preguntas. ¿Cómo ha sido la experiencia? ¿Qué ha sentido al comer este alimento de esta manera? Las respuestas son variadas, pero, por lo general, la respuesta es que han disfrutado mucho más de este alimento que cuando lo comen de manera poco atenta. En algunas ocasiones, incluso te comentan que no les ha gustado el alimento como tal y deciden no comerlo más.

Esta práctica puede llevarse a cabo también en casa, para poder seguir conectando con el cuerpo e ir siendo cada vez más consciente de lo que se come.

En casa

Para el trabajo en casa, solemos proporcionarles a los pacientes una plantilla de la técnica EHVA, para que puedan trabajarla durante la semana. Con esta ficha, que ya mostramos en el capítulo 6, se trabaja el hambre física *versus* el hambre emocional, la escala del hambre, la velocidad con la que comes y hacia dónde estás dirigiendo la atención.

Se le pide al paciente que se observe durante las comidas, teniendo en cuenta las variables de la técnica EHVA. El paciente ha de analizar si está comiendo por hambre física o por hambre emocional; luego, en una escala del 1 al 10, debe puntuar su nivel de hambre, anotar el tiempo que ha dedicado a comer y dónde estaba la atención, si estaba atento, en piloto automático o haciendo varias cosas a la vez.

Cuando los pacientes llegan a la consulta después de haber hecho este trabajo en casa, han introducido cambios por su cuenta al haber tomado conciencia de ciertas cosas. Por ejemplo, si ven que están comiendo en 5 minutos, ellos mismos tratan de ir más despacio y dedicarle más tiempo; si ven que llegan con mucha hambre a la comida, ponen remedio y toman algo a media mañana.

¿Qué he hecho?

Ayudar al paciente a que tome conciencia de lo que come y cómo lo come en un ambiente tan personal como es su día a día en casa; le resulta mucho más útil al hacerlo en el contexto cotidiano.

¿Qué no he hecho?

Imponerle al paciente la obligatoriedad de hacerlo. Juzgar si no se hace correctamente.

¿Qué le he enseñado?

La manera de trabajar la atención en lo que se come. Lo he ayudado a conectar con las señales que manda el cuerpo y mejorar su relación con la comida.

¿Cuándo lo ha puesto en práctica?

En la propia consulta o en casa, donde el paciente presenta la mayoría de las situaciones complicadas.

¿Cómo le ha ido?

Por lo general, los pacientes se sorprenden de cómo se alimentan, del poco control que tenían sobre la comida y de lo fácil que puede ser tener el control de lo que ingieren.

¿En qué me ayuda a mí como profesional el mindful eating?

Como profesionales, es un enfoque que permite que el paciente sea el protagonista y llegue a sus propias conclusiones. Hace sentir al profesional mucho más satisfecho con su trabajo al ver que los pacientes mejoran. El trabajo cobra sentido.

Como profesionales, en muchas ocasiones, incluso después de haber seguido una formación sobre el tema, no sabemos muy bien cómo empezar. A continuación, te facilitamos un protocolo de mindful eating en consulta o en casa:

Propuesta de programa de alimentación consciente para trabajar en consulta

A continuación, detallamos una propuesta de programa de aplicación del mindful eating que tiene una duración de 8 semanas, igual que el famoso programa MBSR Mindfulness-Based Stress Reduce, que ha mostrado resultados efectivos en el tratamiento del estrés de las personas que lo practican. Además del programa MBSR, esta propuesta sigue la estructura del MB-EAT, pero adaptada a un tiempo menor de 8 semanas. El programa está diseñado para introducir gradualmente, en paralelo, elementos de práctica de meditación de atención plena, alimentación consciente y actividades para la autoconciencia y autoaceptación.

Programa de 8 semanas de alimentación consciente

Primera sesión:

- Explícale al paciente qué son el mindfulness y el mindful eating, y en qué se diferencia del asesoramiento técnico nutricional tradicional. Debes saber si este tipo de enfoque es para tu paciente o no. Es lo que llamamos «poner el mantel» para después seguir concretando con actividades específicas.
- Explícale muy bien cuál es la utilidad de trabajar la alimentación consciente; se dará cuenta de los sabores, disfrutará más de la comida con menor cantidad y será consciente de los pensamientos, las emociones y las sensaciones que acompañan al acto de comer.

- Comparte la filosofía del mindful eating con tu paciente y explícale que va más allá del momento de la ingesta: empieza en el momento de la compra de los alimentos (como vimos en el capítulo 4 con la cesta saludable y consciente), sigue con lo que comemos y también influye en cómo nos cuidamos.
- Empieza compartiendo las prácticas formales de mindfulness, como la meditación centrada en la respiración (citada en el capítulo 1) o el escáner corporal (capítulo 6). Practica *in situ* la meditación centrada en la respiración y aprovecha para introducir las actitudes del mindfulness: prestamos atención, sin juicio, con intención, con amabilidad y aceptación.
- Explícale también que, además de esas prácticas, puede entrenarse en ejercer la conciencia plena en las actividades cotidianas del día a día como, por ejemplo, fregar los platos, caminar, lavarse los dientes... ¡hasta viendo Netflix! Explícale que eso se conoce como *prácticas informales*.
- Invítale a observarse y a llevar un registro de su experiencia con las prácticas formales e informales. Establecer sistemas de automonitorización ha demostrado ser muy eficaz en la adherencia.

Segunda sesión:

- Primero, conecta bien con el paciente e interésate por cómo le ha ido, sin juicios de ningún tipo y cuidando el lenguaje verbal y no verbal.
- Una vez que se ha centrado la visita, puedes iniciar la sesión con una meditación centrada en la respiración.
- Cuando se haya activado la respuesta de calma del paciente, puedes hablar sobre aspectos de educación nutricional y explicarle las diferencias que existen entre el concepto de mindful eating y dieta, porque muchos pacientes suelen confundirlos.
- Explicar los 9 tipos de hambre de Jan Chozen (capítulo 3) que pueden impulsarnos a comer: visual, de tacto, olfativa, de oído, de boca, de estómago, celular, mental y de corazón.

- En esta sesión, destina un tiempo a explicar las diferencias entre hambre física y emocional. Es el momento de presentarle la herramienta de la técnica EHVA para reforzar tu explicación.
- Explica a tu paciente cómo utilizar la escala del hambre de la técnica EHVA, para que evalúe el hambre física durante esa semana.
- Es importante que el paciente salga de esta segunda consulta sabiendo que debe pararse a pensar en las letras E y H de la EHVA cuando tenga hambre, para valorar si se trata de hambre física o emocional, y en qué nivel de hambre física se encuentra. Además, antes de comer, anímalo a conectar con sus señales de hambre y saciedad, recordando el propósito de terminar la comida entre el 5 y el 6 de la escala de hambre, es decir, que su estómago se encuentre lleno en un 80 %. Para terminar, en algún momento de la semana anímalo a que lleve a cabo una práctica más larga explorando los 9 tipos de hambre con algún alimento de los que coma habitualmente.

Tercera sesión:

- Primero, conecta bien con el paciente e interésate por cómo le ha ido, sin juicios de ningún tipo y cuidando el lenguaje verbal y no verbal.
- Conversa con él para saber qué ha aprendido esa semana mediante la observación. ¿De qué se ha dado cuenta al usar la escala del hambre? ¿En qué momentos se ha sentido lleno o hambriento? ¿En cuáles ha terminado satisfecho?...
- Siguiendo con la educación del paciente, explícale qué elementos influyen en la saciedad, tal y como presentamos en el capítulo 2; también, cómo funcionan los mecanismos de hambre y saciedad. Es importante que el paciente tome conciencia de ello y pueda empezar a tomar el control.
- Debemos hacerle consciente de que, en ocasiones, estamos llenos, pero no satisfechos. Nuestro estómago está lleno, pero la mente nos dice que comamos más. ¿Qué es lo que necesitamos en realidad en ese momento?

- En consulta, tenemos que hacer un ejercicio de observación de las señales de saciedad. Puedes hacerlo comiendo una fruta o simplemente invitando al paciente a observar las señales de su cuerpo y de su estómago sin haber comido nada.
- El paciente debe salir de la consulta con el propósito de observar sus señales de saciedad y satisfacción durante la semana. Es importante que anote sus reflexiones para compartirlas contigo.

Cuarta sesión:

- Después de los saludos, conecta con el paciente para generar el vínculo de confianza; guíalo en una práctica de la meditación centrada en la respiración. Es bueno que le ofrezcas el espacio para la práctica del mindfulness contigo en la consulta.
- Continúa conversando para saber cómo le ha ido con la observación de la saciedad y la satisfacción, sin juicios de ningún tipo y cuidando el lenguaje verbal y no verbal.
- ¿Cuáles han sido los desafíos de esa semana?
- Preséntale en esta semana la práctica del escáner corporal citada en el capítulo 6 o alguna de las alternativas para trabajar la conexión con el cuerpo, o incluso algo más sencillo, como el escáner facial.
- El objetivo es que el paciente salga de la consulta con el propósito de observarse y conectar con su cuerpo durante esa semana. Debe anotar sus reflexiones para compartirlas contigo.

Quinta sesión:

- En primer lugar, conecta bien con el paciente e interésate por cómo le ha ido, sin juicios de ningún tipo y cuidando el lenguaje verbal y no verbal.
- Empieza la sesión con la meditación centrada en la respiración del capítulo 1.
- Continúa con la educación en mindful eating, esta vez abordan-

do la velocidad a la que come. Explícale la relación que tiene con la cantidad de energía que se ingiere y con los mecanismos de saciedad. Explorad formas diferentes para comer de forma más lenta.

- El paciente debe salir de la consulta con el compromiso de ralentizar su velocidad, utilizando la técnica de comer como un perezoso que hemos explicado en el capítulo 6. De nuevo, tendrá que anotar sus reflexiones para poder compartirlas contigo.

Sexta sesión:

- En primer lugar, conecta bien con el paciente e interésate por cómo le ha ido, sin juicios de ningún tipo y cuidando el lenguaje verbal y no verbal.
- Empieza con una meditación sencilla.
- Centra la sesión esta vez en explicar el tridente del mindfulness: conciencia + aceptación + desidentificación, para trabajar los pensamientos saboteadores. El paciente debe aprender que son solo pensamientos y adoptar una actitud de flexibilidad ante ellos.
- Trabaja la metáfora del navegador en consulta como técnica de desidentificación, para que el paciente pueda utilizarla como recurso.
- El paciente debe observar durante esa semana su destreza para no dejarse llevar por pensamientos saboteadores y anotar sus reflexiones para compartirlas contigo.

Séptima sesión:

- En primer lugar, conecta bien con el paciente e interésate por cómo le ha ido, sin juicios de ningún tipo y cuidando el lenguaje verbal y no verbal.
- Empieza la sesión con una meditación sencilla.
- En esta sesión, comienza a trabajar la autocompasión. Explica lo que la distingue de la indulgencia o la victimización, que fusti-

garse o presionarse cuando no somos capaces de comer bien solo es gasolina para los atracones. Desde la aceptación y la compasión, nos comprometemos con nuestro autocuidado y escuchamos qué necesita nuestro cuerpo: cariño, afecto, descanso, comida, agua, diversión, compañía...

- Aplica la compasión ante las situaciones complicadas con relación a la alimentación. Enséñale al paciente que puede respetar su cuerpo y amarlo, aunque haya partes de él que no le gusten.
- Cuestiona la cultura de la delgadez y trabaja la dinámica de imaginar un mundo sin básculas o la fiesta de jubilación que hemos explicado en el capítulo 5.
- Debemos conseguir el compromiso del paciente de completar durante la semana el planning de Actividad de Autocuidado.

Octava sesión:

- En primer lugar, conecta con el paciente e interésate por cómo le ha ido, sin juicios de ningún tipo y cuidando el lenguaje verbal y no verbal.
- Empieza con una meditación sencilla.
- Comparte la experiencia del planning de Actividad de Autocuidado. ¿Ha destinado cada día un tiempo para sí mismo? ¿Cómo se siente después de hacerlo? ¿Ha habido inconvenientes que deba trabajar? Acompáñalo en estas reflexiones y no le des las soluciones inmediatas. Deja que tu paciente piense por sí mismo. Él es el experto en su vida.
- Háblale acerca de los antojos. Explícale que no podemos controlar si vienen o no, pero sí podemos decidir qué hacer con ellos cuando aparecen. Explorad ese momento en el que aparecen las ansias por comer: ¿qué pensamientos están presentes, qué emociones y qué sensaciones físicas?
- Trabaja la aceptación y la desidentificación para surfear la ola del antojo. Enséñale la técnica del navegador y el recurso de rescate de la técnica de los 10 minutos.

- El paciente debe comprometerse a realizar los siguientes ejercicios: surfear la ola, una meditación de 3 minutos y el ejercicio «Lista de alimentos prohibidos» del capítulo 3.

Este programa de mindful eating de 8 semanas puede guiarte a la hora de incorporar este enfoque dentro de tu práctica. Recuerda que, si deseas especializarte en este ámbito, debes formarte de manera adecuada, adquiriendo las competencias y habilidades necesarias para acompañar a tus pacientes con excelencia. Solo entonces podrás comprenderlo bien y aplicar su metodología, y disfrutar de esta forma de trabajar. Una de nuestras estudiantes, Carolina González, compartía estas palabras con nosotros después de su formación: «Estoy muy contenta por todo lo que me ha aportado y me sigue aportando en lo personal la práctica del mindfulness y el mindful eating. En el ámbito profesional, me está permitiendo transformarme poco a poco y cada vez conecto mejor con mis pacientes, confían más en mí y se abren mucho antes».

Además de lo que hemos expuesto a lo largo de este capítulo, para poder facilitar tu trabajo como profesional, te mostramos un cuestionario que puedes utilizar con tus pacientes, con el que podrás valorar sus habilidades en alimentación consciente: el Mindful Eating Questionnaire (MEQ), elaborado por Framson y sus colaboradores en el año 2009, que publicó The American Dietetic Association. Este es un cuestionario compuesto por 28 elementos que evalúan el grado de mindful eating que presentan los sujetos o, lo que es lo mismo, el nivel de conciencia ante las sensaciones físicas y emocionales que se producen en torno a la alimentación. Las agrupa en cinco factores: desinhibición, ser consciente, señales externas, respuesta emocional y distracción. Para responder se utiliza una escala con cinco opciones de respuesta, que van desde: 1 = nunca, 2 = algunas veces, 3 = a menudo, hasta 4 = siempre, y la opción 5 = no sabe no contesta.

Factor	No sabe no con- testa	Nunca/ rara- mente	A veces	A me- nudo	Gene- ral- mente/ siem- pre
Factor 1: Desinhibición					
Dejo de comer cuando estoy lleno, incluso cuando estoy comiendo algo que me encanta					
Si la porción de comida del restaurante es muy grande, dejo de comer cuando estoy lleno					
Cuando como en un bufet libre tiendo a comer en exceso					
Si hay sobras de comida que me gustan, tomo una segunda ración, incluso estando lleno					
Si hay buena comida en una fiesta o evento, sigo comiendo incluso después de estar lleno					
Cuando como alguna de mis comidas preferidas, no reconozco cuándo tengo suficiente					

Cuando estoy en un restaurante, sé decir cuándo la porción que me han servido es muy grande para mí					
Si no cuesta mucho más dinero, escojo la porción de comida o bebida más grande, independientemente del hambre que tenga					
Factor 2: Ser consciente					
Noto si hay sabores sutiles en la comida					
Antes de comer, me tomo un momento para apreciar los colores y olores de mi comida					
Aprecio el aspecto/ apariencia de mi comida en el plato					
Cuando como una comida placentera o agradable, noto si me hace sentir relajado					
Saboreo cada bocado de la comida que como					
Me doy cuenta si la comida que como afecta a mi estado emocional					

Me doy cuenta cuando la comida y las bebidas son muy dulces					
Cuando he comido una comida abundante, me doy cuenta si eso me hace sentir pesado o lento *					
Factor 3: **Señales externas**					
Reconozco si los anuncios de comida me hacen querer comer					
Me doy cuenta si como un plato de dulces solo porque está ahí					
Reconozco cuando como sin tener hambre					
Me doy cuenta de que cuando voy al cine me dan ganas de comer dulces o palomitas					
En una fiesta donde hay mucha comida buena, me doy cuenta si esto me hace querer comer más comida de la que debería					
Tengo problemas con no comer helado, galletas o patatas si están por casa*					

Factor 4: Respuesta emocional					
Cuando estoy triste, como para sentirme mejor					
Cuando estoy estresado en el trabajo, voy a buscar algo para comer					
Factor 5: Distracción					
Mis pensamientos tienden a vagar mientras estoy comiendo					
Picoteo sin darme cuenta de que estoy comiendo*					
Pienso sobre las cosas que tengo que hacer mientras estoy comiendo					
Como tan rápido que no me da tiempo de saborear lo que estoy comiendo					

* Ítems modificados del cuestionario original.

Como profesional de la salud, ya has conocido en qué consiste el mindful eating y cómo aplicarlo a tus pacientes. Se trata de una primera toma de contacto con esta disciplina, que seguro que te ayudará a conseguir mejores resultados o, si ya lo aplicas, esperamos que te sirva para mejorar aún más. El mindful eating requiere un compromiso por tu parte y por parte del paciente. Es importante que cada uno asuma su responsabilidad. Esto te ayudará a evitar el sentimiento de frustración que experimentas cuando los pacientes tienen problemas de hambre emocional, saciedad... Te animamos a que lo pongas en práctica sin juzgarte, aceptando y aprendiendo de todo lo que va ocurriendo en cada momento.

IDEAS CLAVES DEL CAPÍTULO

- Si queremos obtener los beneficios que proporcionan el mindfulness y el mindful eating, debemos ser también rigurosos en su aplicación.

- Las personas con un nivel más alto de atención plena dieron muestras de una menor alimentación emocional.

- En condiciones estresantes, la elección de alimentos puede cambiar hacia productos más ricos en grasas y azúcares, y esto es más frecuente en mujeres que en hombres.

- Actuando sobre la novedad, la incertidumbre y la incontrolabilidad, y aplicando el escáner corporal al inicio de la sesión o al final de esta, mejorarán los resultados.

- Como profesional, debes ser comprensivo, aceptador, empático, cordial y auténtico.

- La atención plena va a ayudar al paciente a desarrollar la motivación intrínseca o autónoma; dado que este tipo de motivación está fuertemente asociada a un cambio conductual a largo plazo, el paciente mejorará sus resultados.

- Practica con la propuesta del programa de 8 semanas para trabajar el mindful eating con tus pacientes.

- El mindful eating requiere un compromiso por tu parte y por parte del paciente. Es importante que cada uno asuma su responsabilidad.

BIBLIOGRAFÍA

CAPÍTULO 1

Meditaciones disponibles en nuestro canal de YouTube: https://www.youtube.com/user/NUTRITIONALCOACHING

Meditaciones disponibles en Google Drive: https://drive.google.com/drive/folders/16m4oaVuZ4l6T4LCkr66OTIL94-11SDej?usp=-sharing

Albers, S., *Eat, drink, and be mindful: How to end your struggle with mindless eating and start savoring food with intention and joy*, 1.ª ed., Oakland, New Harbinger Publications, 2009.

—; *Eating mindfully: How to end mindless eating and enjoy a balanced relationship with food*, 2.ª ed., Oakland, New Harbinger Publications, 2012.

Anderson, N. D.; Lau, M. A.; Segal, Z. V.; Bishop, S. R., «Mindfulness-based stress reduction and attentional control», Clinical Psychology & Psychotherapy, 2007, 14(6): 449-463.

Bodner, T. E.; Langer, E. J., «Individual differences in mindfulness: The Mindfulness/Mindlessness scale», Poster presented at the 13th annual American Psychological Society Conference, Toronto, Ontario, Canadá, 2001.

Bohlmeijer, E.; Prenger, R.; Taal, E.; Cuijpers, P., «The effects of mindfulness-based stress reduction therapy on mental health of adults with a chronic medical disease: a meta-analysis», *Journal of Psychosomatic Research*, 2010, 68(6): 539-544.

Brown, K. W.; Ryan, R. M., «The benefits of being present: Mindfulness and its role in psychological well-being», *Journal of Personality and Social Psychology*, 2003, 84(4): 822-848.

Economides, M.; Martman, J.; Bell, M. J.; Sanderson, B., «Improvements in stress, effect, and irritability following brief use of a mindfulness-based smartphone app: A randomized controlled trial», *Mindfulness* (NY), 2018, 9(5): 1584-1593.

Framson, C.; Kristal, A. R.; Schenk, J. M.; Littman, A. J.; Zeliadt, S.; Benitez, D., «Development and validation of the mindful eating questionnaire», *Journal of the American Dietetic Association*, 2009, 109(8): 1439-1444.

Gunaratana, B. H., *Los cuatro fundamentos del mindfulness: El cuerpo, las sensaciones, la mente y el Dhamma*, Barcelona, Kairós, 2018.

Kristeller, J.; Wolever, R. Q.; Sheets, V., «Mindfulness-based eating awareness training (MB-EAT) for binge eating: A randomized clinical trial», *Mindfulness*, 2014, 5: 282-297.

Langer, E. J., *Mindfulness*, Perseus , Ed. Underlining, 1989.

Le, A.; Ngnoumen, C. T.; Langer, E. J., *The Wiley Blackwell handbook of mindfulness*, vol 1, 1.ª ed., John Wiley & Sons, 2014.

Maguire, E. A.; Woollett, K.; Spiers, H. J., «London taxi drivers and bus drivers: a structural MRI and neuropsychological analysis», *Hippocampus*, 2006, 16(12): 1091-1101.

Mrazek, M. D. *et al.*, *An antidote for wandering minds* [Internet], vol 1, 1.ª ed., 2014 [citado 27 ago 2019]. Disponible en: https://www.researchgate.net/publication/265165681_An_Antidote_for_Wandering_Minds

Omiwole, M.; Richardson, C.; Huniewicz, P.; Dettmer, E.; Paslakis, G., «Review of mindfulness-related interventions to modify eating behaviors in adolescents», *Nutrients*, 2019, 11(12), pii: E2917.

Pirson, M. A.; Langer, E.; Zilcha, S., «Enabling a socio-cognitive perspective of mindfulness: The development and validation of the Langer mindfulness scale», *Journal of Adult Development*, 2018, 25: 168-185.

Shapiro, S., «The power of mindfulness: What you practice grows stronger» | TEDxWashingtonSquare [archivo de vídeo]. TEDx Talks. 10 de marzo de 2017 [Consultado el 16 de septiembre de 2019] [13:45min]. Disponible en: https://www.youtube.com/watch?v=IeblJdB2-Vo

—; Carlson, L. E.; Astin, J. A.; Freedman, B., «Mechanisms of mindful-ness», *Journal of Clinical Psychology*, 2006, 62(3): 373-386.

—; Jazaieri, H.; Sousa, S., «Meditation and Positive Psychology», *The Oxford Handbook of Positive Psychology*, 2016: 1-30.

Tang, Y. Y.; Hölzel, B. K.; Posner, M. I., «The neuroscience of mindful-ness meditation», *Nature Reviews Neuroscience*, 2015, 16: 213-225.

Van der Riet, P.; Francis, L.; Rees, A., «Exploring the impacts of mind-fulness and yoga upon childbirth outcomes and maternal health: an integrative review», *Scandinavian Journal of Caring Sciences*, 2019: 1-13.

Wager, T. D.; Atlas, L. Y., «The neuroscience of placebo effects: con-necting context, learning and health», *Nature Reviews Neuroscien-ce*, 2015, 16: 403-418.

Walach, H.; Buchheld, N.; Buttenmuller, V.; Kleinknecht, N.; Schmidt, S., «Measuring mindfulness—the Freiburg Mindfulness Inventory (FMI), *Personality and Individual Differences*, 2006, 40(8):1543-1555.

Zeidan, F.; Emerson, N. M.; Farris, S. R.; Ray, J. N.; Jung, Y.; McHaffie, J. G. *et al.*, «Mindfulness meditation-based pain relief employs diffe-rent neural mechanisms than placebo and sham mindfulness me-ditation-induced analgesia», *Journal of Neuroscience*, 2015, 35(46): 15307-15325.

CAPÍTULO 2

Aragon, A. A.; Schoenfeld, B. J.; Wildman, R.; Kleiner, S.; VanDussel-dorp, T.; Taylor, L. *et al.*, «International society of sports nutrition position stand: diets and body composition», *Journal of the Inter-national Society of Sports Nutrition*, 2017, 14(16): 1-19.

Byrne, N. M.; Sainsbury, A.; King, N.A.; Hills, A. P.; Wood, R. E., «Inter-mittent energy restriction improves weight loss efficiency in obese men: the MATADOR study», *International Journal of Obesity*, 2018, 42(2): 129-138.

Deckersbach, T.; Das, S. K.; Urban, L. E.; Salinardi, T.; Batra, P.; Rod-man, A. M. *et al.*, «Pilot randomized trial demonstrating reversal of obesity-related abnormalities in reward system responsivity to food cues with a behavioral intervention», *Nutrition & Diabetes*, 2014, 4(9): 1-7.

Estruch, R.; Ros, E.; Salas-Salvadó, J.; Covas, M. I.; Corella, D.; Arós, F. *et al.*, «Primary prevention of cardiovascular disease with a mediterranean diet supplemented with extra-virgin olive oil or nuts», *The New England Journal of Medicine*, 2018, 378(25): 1-14.

Hawton, K.; Ferriday, D.; Rogers, P.; Toner, P.; Brooks, J.; Holly, J. *et al.*, «Slow down: Behavioural and physiological effects of reducing eating rate», *Nutrients*, 2019, 11(1): 1-23.

Hudnall, M., «Alimentación consciente y peso. Controversias y conversación», *Food for thought*, 2017: 1-8.

McDonald, L., *A guide to flexible dieting how being less strict with your diet can make it work better*, 1.ª ed., Taylorsville, Lyle McDonald, 2005.

Volkow, N. D.; Wang, G. J.; Fowler, J. S.; Tomasi, D., «Addiction circuitry in the human brain», *Annual Review of Pharmacology and Toxicology*, 2012, 52: 321-336.

Weigle, D. S.; Duell, P.; Connor, W. E.; Steiner, R. A.; Soules, M. R.; Kuijper, J. L., «Effect of fasting, refeeding, and dietary fat restriction on plasma leptin levels», *The Journal of Clinical Endocrinology & Metabolism*, 1997, 82(2): 561-565.

CAPÍTULO 3

Brewer, J. A.; Ruf, A.; Beccia, A. L.; Essien, G. I.; Finn, L. M.; Van Lutterveld, R. *et al.*, «Can mindfulness address maladaptive eating behaviors? Why traditional diet plans fail and how new mechanistic insights may lead to novel interventions», *Frontiers in Psychology*, 2018, 9: 1418.

Chozen Bays, J., *Comer atentos. Guía para redescubrir una relación sana con los alimentos*, 1.ª edición, Barcelona, Kairós, 2013.

Fulwiler, C.; Siegel, J. A.; Allison, J.; Rosal, M. C.; Brewer, J.; King, J. A., «Keeping weight off: study protocol of an RCT to investigate brain changes associated with mindfulness-based stress reduction», *BMJ Open*, 2016, 6(11).

Hege, M. A.; Veit, R.; Krumsiek, J.; Kullmann, S.; Heni, M.; Rogers, P. J. *et al.*, «Eating less or more – Mindset induced changes in neural correlates of pre-meal planning», *Appetite*, 2018, 125: 492-501.

Killingsworth, M. A.; Gilbert, D. T., «A wandering mind is an unhappy mind», *Science*, 2010, 30(6006): 932.

Kristeller, J. L.; Wolever, R. Q., «Mindfulness-based eating awareness training for treating binge eating disorder: the conceptual foundation», *Journal of Eating Disorders*, 2011, 19(1): 49-61.

Lombarte, L.; Fleta, Y., *Las emociones se sientan a la mesa*, 2.ª ed., Barcelona, Comanegra, 2017.

Número Primavera 2019. Revista *The Center for Mindful Eating.*

Piqueras-Fiszman, B.; Giboreau, A.; Spence, C., «Assessing the influence of the color of the plate on the perception of a complex food in a restaurant setting», *Flavour*, 2013, 2(24).

Rossy, L., *The mindfulness-based eating solution: Proven strategies to end overeating, satisfy your hunger, and savor your life*, Oakland, New Harbinger Publications, 2016.

Snoek, H. M.; Van Strien, T.; Janssens, J. M.; Engels, R. C., «Emotional, external, restrained eating and overweight in dutch adolescents», *Scandinavian Journal of Psychology*, 2007, 48(1): 23-32.

Veit, R.; Horstman, L. I.; Hege, M. A.; Heni, M.; Rogers, P. J.; Brunstrom, J. M. *et al.*, «Health, pleasure, and fullness: changing mindset affects brain responses and portion size selection in adults with overweight and obesity, *International Journal of Obesity* (Lond), 2020, 44(2): 428-437.

Zellner, D. A.; Siemers, E.; Teran, V.; Conroy, R.; Lankford, M.; Agrafiotis, A. *et al.*, «Neatness counts. How plating affects liking for the taste of food», *Appetite*, 2011, 57(3): 642-648.

CAPÍTULO 4

Albala, C.; Kain, J.; Burrows, R.; Díaz, E., *Obesidad: un desafío pendiente*, 1.ª ed., Santiago de Chile, Editorial Universitaria, 2000.

Deckersbach, T.; Das, S. K.; Urban, L. E.; Salinardi, T.; Batra, P.; Rodman, A. M., «Pilot randomized trial demonstrating reversal of obesity-related abnormalities in reward system responsivity to food cues with a behavioral intervention», *Nutrition & Diabetes*, 2014, 4: 1-7.

Jones, S.; Walter, J.; Soliah, L. A.; Phifer, J., «Perceived motivators to home food preparation: Focus group findings», *Journal of the Academy of Nutrition and Dietetics*, 2014, 114 (10): 1552-1556.

Lavelle, F.; McGowan, L.; Hollywood, L.; Surgenor, D.; McCloat, A.; Mooney, E. *et al.*, «The development and validation of measures to assess cooking skills and food skills», *International Journal of Behavioral Nutrition and Physical Activity*, 2017, 14(1): 118.

—; McGowan, L.; Spence, M.; Caraher, M.; Raats, M. M.; Hollywood, L. *et al.*, «Barriers and facilitators to cooking from 'scratch' using basic or raw ingredients: a qualitative interview study», *Appetite*, 2016, 107: 383-91.

Lombarte, L.; Fleta, Y., *Las emociones se sientan a la mesa*, 2.ª ed., Barcelona, Comanegra, 2017.

Naneix, F.; Tantot, F.; Glangetas, C.; Kaufling, J.; Janthakhin, Y.; Boitard, C. *et al.*, «Impact of early consumption of high-fat diet on the mesolimbic dopaminergic system», *eNeuro*, 2017, 4(3): 1-12.

Piqueras-Fiszman, B.; Giboreau, A.; Spence, C., «Assessing the influence of the color of the plate on the perception of a complex food in a restaurant setting», *Flavour*, 2013, 2(24): 1-11.

Polak, R.; Dill, D.; Abrahamson, M. J.; Pojednic, R. M.; Phillips, E. M., «Innovation in diabetes care: Improving consumption of healthy food through a "chef coaching" program: A case report», *Global Advances in Health and Medicine*, 2014, 3(6): 42-48.

—; Pober, D.; Finkelstein, A.; Budd, M. A.; Moore, M.; Silver, J. K. *et al.*, «Innovation in medical education: a culinary coaching tele-nutrition training program», *Medical Education Online*, 2018, 23(1): 1510704.

Trubek, A. B.; Carabello, M.; Morgan, C.; Lahne, J., «Empowered to cook: The crucial role of 'food agency' in making meals», *Appetite*, 2017, 116: 297-305.

Virudachalam, S.; Chung, P. J.; Faerber, J. A.; Pian, T. M.; Thomas, K.; Feudtner, C., «Quantifying parental preferences for interventions designed to improve home food preparation and home food environments during early childhood», *Appetite*, 2016, 98: 115-124.

Volkow, N. D.; Wise, R. A.; Baler, R., «The dopamine motive system: implications for drug and food addiction», *Nature Reviews Neuroscience*, 2017, 18(12): 741-752.

Weingarten, H. P.; Elston, D., «Food cravings in a college population», *Appetite*, 1991, 17: 167-175.

Wolfson, J. A.; Bleich, S. N.; Smith, K. C.; Fattaroli, S., «What does cooking mean to you? Perceptions of cooking and factors related to cooking behavior», *Appetite*, 2016, 97: 146-154.

CAPÍTULO 5

Buettner, D., *El secreto de las zonas azules*, Barcelona, Grijalbo, 2016.

Christensen, K.; Johnson, T. E.; Vaupel, J. W., «The quest for genetic determinants of human longevity: challenges and insights», *Nature Reviews Genetics*, 2006, 7: 436-448.

Cirillo, F., *Técnica Pomodoro*, Barcelona, Paidós, 2020.

Davidson, R. J.; Lutz, A., «Buddha's brain: Neuroplasticity and meditation», *IEEE Signal Processing Magazine*, 2008, 25(1): 176-174.

—; Goleman, D., *Los beneficios de la meditación*, Barcelona, Kairós, 2017.

Dayan, P. H.; Sforzo, G.; Boisseau, N.; Pereira-Lancha, L. O.; Lancha, A. H. Jr., «A new clinical perspective: Treating obesity with nutritional coaching versus energy-restricted diets», *Nutrition*, 2019, 60: 147-151.

Fain, J., «The self-compassion diet: A step-by-step program to lose weight with loving-kindness», Sounds True, 2011.

Fonseca, C.; Quintero, M. L., «La teoría queer: la de-construcción de las sexualidades periféricas», *Sociológica*, 2009, 24(69): 43-60.

Germer, C.; Neff, K., «Mindful Self-Compassion (MSC)», en: Itvzan I, editor, *Handbook of mindfulness-based programmes: Mindfulness interventions from education to health and therapy*, 1.ª ed., Londres, Routledge, 2019, p. 357-367.

—, *Teaching the mindful self-compassion program: A guide for professionals*, 1.ª ed., Nueva York, The Guilford Press, 2019.

Gilbert, P., *La mente compasiva*, Sitges, Eleftheria, 2018.

Lazar, S. W.; Kerr, C. E.; Wasserman, R. H. *et al.*, «Meditation experience is associated with increased cortical thickness», *Neuroreport*, 2005, 16(17): 1893-1897.

Lyubomirsky, S., *La ciencia de la felicidad: un método probado para conseguir el bienestar*, Barcelona, Ediciones Urano, 2008.

Neff, K., «Self-compassion: An alternative conceptualization of a healthy attitude toward oneself», *Self and Identity*, 2003, 2(2): 85-101.

—; Faso, D. J., «Self-compassion and well-being in parents of children with autism», *Mindfulness*, 2015, 6(4): 938-947.

—; Germer, C., *The mindful self-compassion workbook: A proven way to accept yourself, build inner strength, and thrive*, Nueva York, The Guilford Press, 2018.

—; Tóth-Király, I.; Yarnell, L. M.; Arimitsu, K.; Castilho, P.; Ghorbani, N., «Examining the factor structure of the self-compassion scale in 20 diverse samples: Support for use of a total score and six subscale scores», *Psychol Assess*, 2019, 31(1): 27-45.

Renz, U., *La ciencia de la belleza*, Barcelona, Destino, 2007.

Riso, W., *Los límites del amor: Cómo amar sin renunciar a ti mismo*, Barcelona, Planeta, 2015.

Siegel, R., *La solución mindfulness: Prácticas cotidianas para problemas cotidianos*, Bilbao, Desclée de Brower, 2011.

Shapiro, S. L.; Jazaieri, H.; De Sousa, S. C., «Meditation and Positive Psychology», en C. R. Snyder, S. J. Lopez, L. M. Edwards, S. C. Marques editores, *The Oxford handbook of positive psychology*, 3.ª ed., Oxford Handbooks Online, 2012.

CAPÍTULO 6

Meditaciones disponibles en nuestro canal de YouTube: https://www.youtube.com/user/NUTRITIONALCOACHING

***Check list* de la técnica EHVA disponible en Google Drive:** https://drive.google.com/drive/folders/16m4oaVuZ4l6T4LCkr66OTIL94-11SDej?usp=sharing

Alberts, H. J. E. M.; Thewissen, R.; Middelweerd, M., «Accepting or suppressing the desire to eat: Investigating the short-term effects of acceptance-based craving regulation», *Eating Behaviors*, 2013, 14(3): 405-409.

—; Mulkens, S.; Smeets, M.; Thewissen, R., «Coping with food cravings. Investigating the potential of a mindfulness-based intervention», *Appetite*, 2010, 55(1): 160-163.

Chiesa, A.; Serretti, A., «Mindfulness based cognitive therapy for psychiatric disorders: a systematic review and meta-analysis», *Psychiatry Research*, 2011, 187: 441-453.

Covey, S. R., *Los 7 hábitos de la gente altamente efectiva*, Barcelona, Paidós Ibérica, 2011.

Daubenmier, J.; Kristeller, J.; Hecht, F. M.; Maninger, N.; Kuwata, M. *et al.*, «Overweight and obese women: An exploratory randomized controlled study», *Journal of Obesity*, 2011(2011): 1-13.

Fjorback, L. O.; Arendt, M.; Ornbøl, E.; Fink, P.; Walach, H., «Mindfulness-based stress reduction and mindfulness-based cognitive therapy: a systematic review of randomized controlled trials», *Acta Psychiatrica Scandinavica*, 2011, Aug, 124(2): 102-119.

Guyenet, S., *The hungry brain: Outsmarting the instincts that make us overeat*, Nueva York, Flatiron Books, 2017.

Kavanagh, D. J.; Andrade, J.; May, J., «Imaginary relish and exquisite torture: the elaborated intrusion theory of desire», *Psychological Review*, 2005, 112(2): 446-467.

Kessler, R. C.; Chiu, W. T.; Demler, O.; Walters, E. E., «Prevalence, severity, and comorbidity of 12-month DSM-IV disorders in the national comorbidity survey replication», *Archives of Geneneral Psychiatry*, 2005, 62(6): 617-627.

Kristeller, J. *et al.*, «Mindfulness intervention for stress eating to reduce cortisol and abdominal fat among», *Journal of Obesity*, 2011, 2011: 651936.

—; Wolever, R. Q., «Mindfulness-based eating awareness training for treating binge eating disorder: The conceptual foundation», *Eating Disorders*, 2010, 19(1):49-61.

Lacaille, J.; Ly, J.; Zacchia, N.; Bourkas, S.; Glaser, E.; Knäuper, B., «The effects of three mindfulness skills on chocolate cravings», *Appetite*, 2014, 76: 101-112.

Markus, C. R.; Rogers, P. J.; Brouns, F.; Schepers, R., «Eating dependence and weight gain; no human evidence for a 'sugar-addiction' model of overweight», *Appetite*, 2017, 114: 64-72.

Mohammed, W. A.; Pappous, A.; Sharma D., «Effect of mindfulness based stress reduction (MBSR) in increasing pain tolerance and improving the mental health of injured athletes», *Frontiers in Psychology*, 2018, 15(9):722.

Nanamoli, B., *The middle length discourses of the Buddha: A translation of the Majjhima Nikaya*, Boston, Wisdom Publications, 1995.

Salvo, V.; Kristeller, J.; Montero Marin, J. *et al.*, «Mindfulness as a complementary intervention in the treatment of overweight and obesity in primary health care: study protocol for a randomised controlled trial», *Trials*, 2018, 19(1): 277.

Williams, M.; Penman, D., *Mindfulness. Guía práctica para encontrar la paz en un mundo frenético*, Barcelona, Paidós Ibérica, 2011.

CAPÍTULO 7

Courbasson, C. M.; Nishikawa, Y.; Shapira, L. B., «Mindfulness-action based cognitive behavioral therapy for concurrent binge eating disorder and substance use disorders», *Journal of Eating Disorders*, 2010, 19(1): 17-33.

Fleta, Y.; Giménez, J., *Coaching nutricional, haz que tu dieta funcione*, Barcelona, DeBolsillo, 2015.

Framson, C.; Kristal, A. R.; Schenk, J. M.; Littman, A. J.; Zeliadt, S.; Benitez, D., «Development and validation of the mindful eating questionnaire», *Journal of the American Dietetic Association*, 2009, 109(8): 1439-1444.

Fung, T. T.; Long, M. W.; Hung, P.; Cheung, L. W., «An expanded model for mindful eating for health promotion and sustainability: Issues and challenges for dietetics practice», *Journal of the Academy of Nutrition and Dietetics*, 2016, 116(7): 1081-1086.

Kristeller, J. L.; Wolever, R. Q., «Mindfulness-based eating awareness training for treating binge eating disorder: the conceptual foundation», *Journal of Eating Disorders*, 2010, 19(1): 49-61.

Lambert, M. J., *Handbook of Psychotherapy and Behavior Change*, 6.ª ed., Bergin and Garfield's, 2013.

Norcross, J. C.; Lambert, M. J., «Psychotherapy relationships that work II», *Psychotherapy*, 2011, 48(1): 4-8.